子宮逆齡的秘訣

讓女性遠離常見婦科病

楊明霞醫師・著

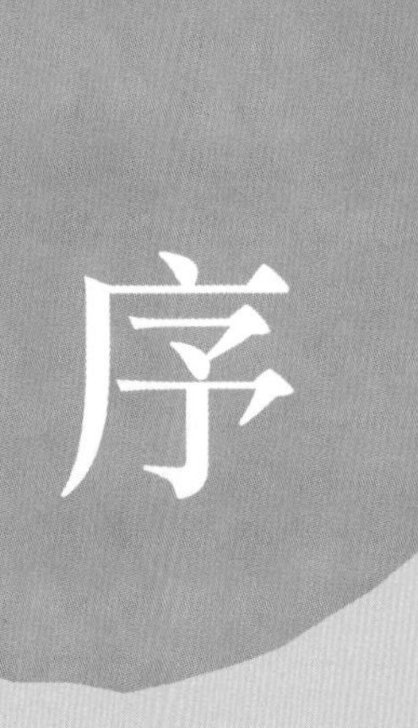

序

這本書的封面照是我懷孕第二十四周時拍的。

感謝子龍——我親愛的孩子，降臨在我生命之中。

在懷上子龍的九個月前是我平生最認真調養自己的時候。因為平日大部分心思都用在照顧及治療病患之上，往往容易了忽略自己，就好像我認識的餐廳大廚，他們在家裏煮的菜式都是很簡單的。

基於年齡的因素、繁忙的工作、診所的事務、博士評核試及在懷孕前家裏的重大變故，說實的，我並沒想到我會這麼容易便懷孕。

懷孕這件事令我體會到年齡、壓力、情緒並不一定成為障礙，最要緊是懂得如何調理好自己的體質及調節好自己的情緒壓力。

我很喜歡種花，也喜歡看花，一直覺得女人就好像不同種類的花一樣，有不同的美態、不同的魅力、不同的韻味。曾有園藝前輩對我說，種花的人有責任令花開至它可以盛放的極限。其實女人也一樣，我們要令自己活得精彩、愛惜自己、懂得欣賞自己及呵護自己。因此，養生就是給自己最好的禮物。

子宮主宰女性一生的健康與幸福，我希望藉這本書跟大家分享如何令子宮逆齡的方法，給天下的姐妹們一份最好的禮物。

楊明霞醫師

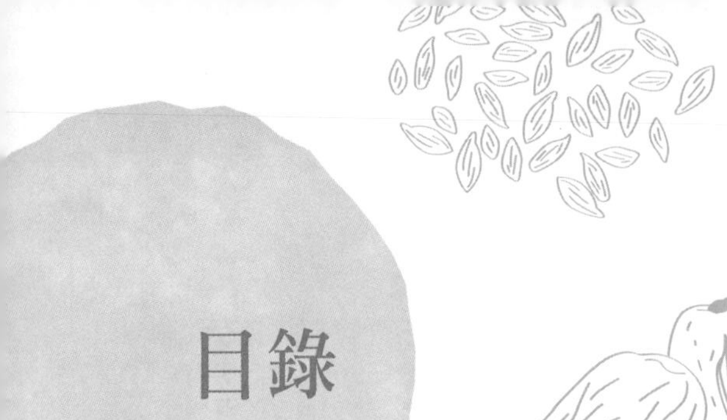
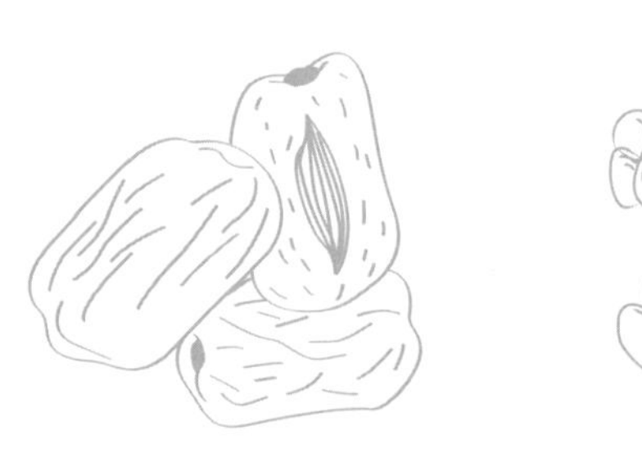
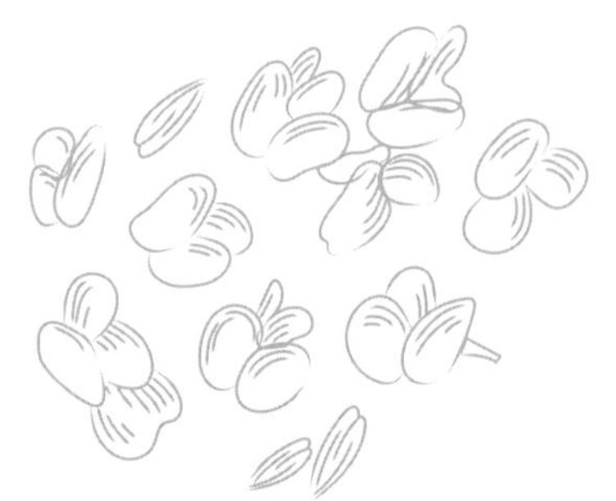

目錄

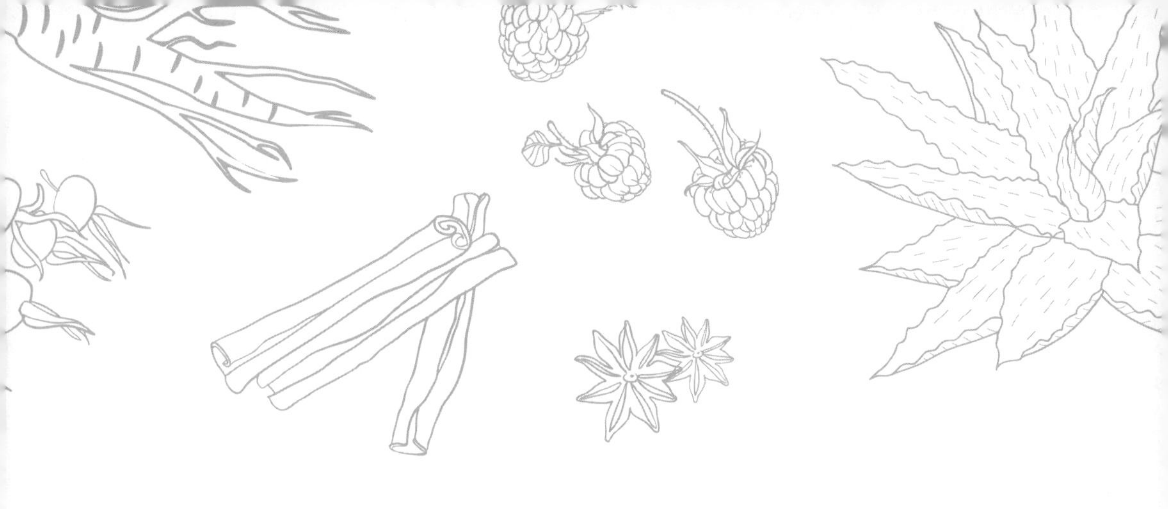

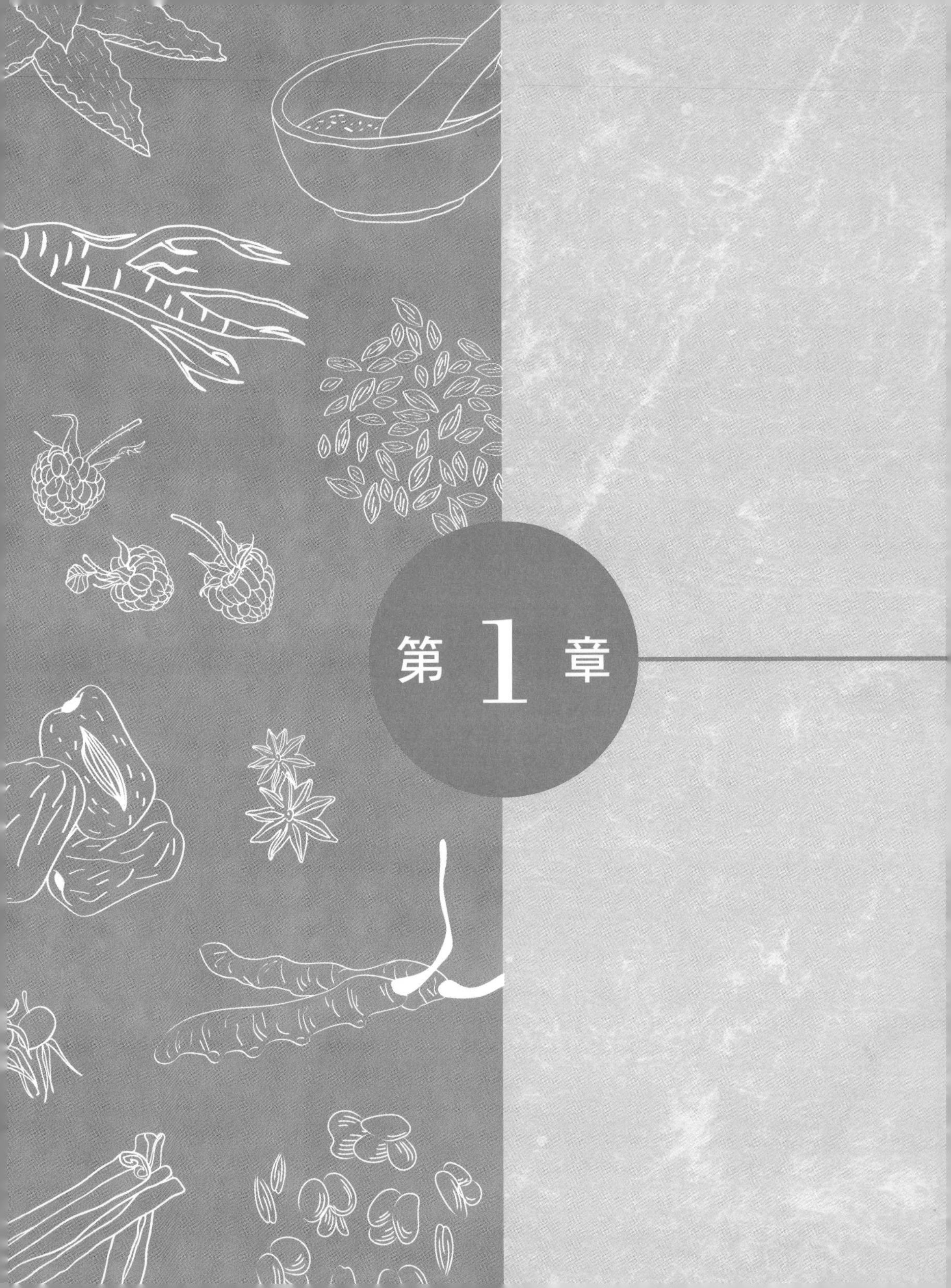

第 1 章

月經不調

子宮

子宮在中醫有胞宮／女子胞等名稱，是女子特有內生殖器官的總稱，包括子宮、輸卵管和卵巢。位置、形態與現代醫學子宮、輸卵管和卵巢相似，主要功能為行月經，分泌白帶；孕育胎兒，發動分娩，排出胎兒及附屬物。特點為定期藏瀉，具有周期性、節律性。依靠胞脈維持、維繫。女性可透過觀察其月經的「周期、經量、色澤及質地」，大致了解其子宮以及整個生殖功能的狀態。

從中醫角度，子宮病變會反映在月經、帶下、陰道異常分泌物、妊娠、產後、小腹腫脹方面，如月經量過多、帶下黃赤、經間期出血、不孕、產後惡露停滯、小腹出現癥瘕。

子宮與肝、脾、腎關係尤為密切。胞脈把臟腑陰血注於子宮，以維持子宮的生理功能，女子以血為本，肝藏血、脾統血、腎藏精化血。臟腑安和，血脈流暢，血海充盈，則經侯如期，胎孕乃成。

子宮主行月經

月經的產生是由腎、天癸、衝任脈及子宮相互調節，並在全身臟腑、經絡、氣血的協調作用下，子宮定期藏瀉的結果。健康的女性，一般到了十四歲，生殖器官發育成熟，子宮發生周期性變化，約一個月左右排血一次，直到四十九歲為止。「女子胞中之血，每月換一次，除舊生新」。如果臟腑氣血失調，則子宮定期藏瀉功能失常，月經異常。

子宮主孕育胎兒

女子在發育成熟後，月經應時來潮，便有受孕生殖的能力。此時，兩性交媾，兩精相合，就構成了胎孕。「陰陽交媾，胎孕乃凝，所藏之處，名日子宮」（《類經 臟像類》）。受孕之後，月經停止來潮，臟腑經絡氣血皆下注於衝任，到達子宮以養胎，胎兒在子宮內生長發育。但遇上如常見腎虛、肝鬱、痰濕、血瘀，則導致子宮不能攝精成孕。

子宮主分泌帶液

生理性帶下產生的機理：腎氣旺盛，所藏五臟六腑之精在天癸作用下，通過任脈到達胞中生成生理性白帶。帶下病是指白帶量多，色質氣味異常，伴全身或局部症狀者。常見脾陽虛、腎陽虛、陰虛挾濕、濕熱下注、濕毒蘊結等導致任脈不固，帶脈失約。任脈為「手、足三陰脈之海」，聚於子宮，使子宮得以充養，而帶脈既可約束、統攝衝任督三經的氣血，又可固攝子宮。子宮失養、不能固攝，則出現帶下病。

養護子宮的生活習慣

「久臥傷氣，久坐傷肉」，長時間久坐不動會壓迫子宮，影響子宮血液循環。女士們應多做運動，增強體質，使腹肌和骨盆肌肉更結實有力，對子宮有雙向調節的作用。那就是説對子宮的收縮及放鬆作用有明顯幫助，從而使經流情況更暢順。

另外，即使在夏天，亦應多加注意下身保暖，尤其月經期間應避免穿著露臍裝熱褲或短裙，下身及雙腳佈滿多條經絡及重要穴位，若寒邪入侵，更容易造成痛經。

每晚睡前，可用熱水泡腳約二十分鐘，不但改善血液循環，用熱水浸過三陰交穴位，同時按摩，可通經活絡，疏通下焦，調養血室。

養宮食材

海帶

性味：性寒，味鹹

歸經：肝、胃、腎、肺經

功效：軟堅化痰，祛濕止癢，清熱行水。

現代醫學的藥理：在日本，豆腐配海帶被認為是長生不老的妙藥。據聯合國衛生組織統計，日本婦女幾乎不患乳腺癌，主要原因是海帶含有豐富的碘能刺激腦垂體，糾正更年期婦女內分泌失調，能減少發生乳腺增生。

黑豆

性味：性平，味甘

歸經：脾、腎經

功效：活血利水，明目安神，益肝腎之陰。

現代醫學的藥理：含有大量維生素E、蛋白質、澱粉等。其中維生素E不僅有抗氧化作用，還能促進子宮細胞生長，對子宮發育和卵巢健康都有幫助。其中的蛋白質是構成人體細胞基本物質，有保護子宮正常發育的功效。

蒜苗

性味：性溫，味辛

歸經：脾、胃、肺經

功效：暖脾胃，消穀食，行滯氣，暖脾胃。

現代醫學的藥理：含有蒜頭素，含維他命有治療及預防月經不調、痛經等女性疾病的功用。

韭菜

性味：性溫，味辛、鹹

歸經：肝、腎經

功效：溫中行氣，散瘀解毒，壯陽固精。

現代醫學的藥理：韭菜有豐富的維他命和無機質，促進血液循環。另外獨特的香味來自硫化物，使荷爾蒙的分泌穩定，所以對改善月經不調很有幫助。

紅蘿蔔

性味：性平，味甘

歸經：肺、脾經

功效：健脾消食，行氣化滯，明目。

現代醫學的藥理：適量胡蘿蔔素降低患子宮癌的可能，但大量攝入會引起閉經和抑制卵巢的正常排卵功能。

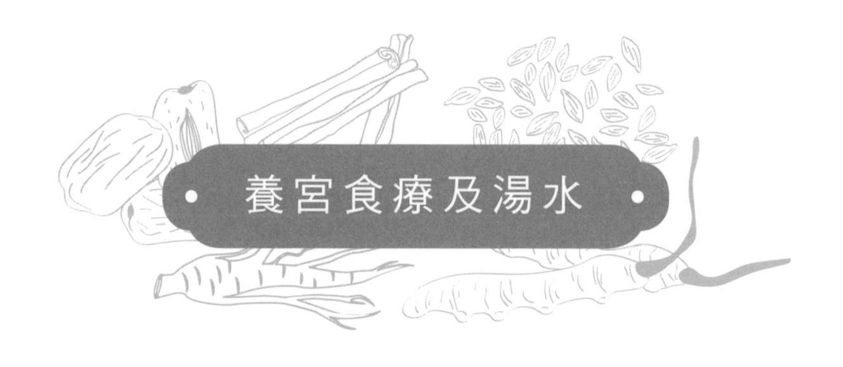

金銀菜鴨肉湯（適合熱底女性）

材料 水鴨半隻　新鮮白菜2両　紅蘿蔔2條　白菜乾1両　無花果2顆

做法 洗淨所有材料，中大火煲三十分鐘，用鹽調味即可。

功效 滋陰清熱，健脾潤肺。

豆腐海帶湯（適合熱底女性）

材料 豆腐1両（2磚）　海帶1両

做法 將海帶泡水去鹽，把豆腐切塊，用大火煮五分鐘，最後用鹽調味即可。

功效 清熱祛濕。

紅豆飯（適合熱底女性）

材料 糙米適量　紅豆適量

做法 白米與紅豆分量各一半，綠豆提前浸水，和米一起煮熟。

功效 健脾養胃。

體質小知識

熱底體質：易長暗瘡、口瘡、心煩、大便乾結、小便黃。

寒底體質：怕冷、四肢冰涼、容易疲倦無力、大便稀爛，甚至腹瀉。

山楂洛神茶（適合熱底女性）

材料 山楂 5 錢　洛神花 3 錢　甘草 2 錢　冰糖適量

做法

1. 將所有茶材放入鍋中，加水煮開後，轉小火繼續熬煮十五分鐘。
2. 熄火後加適量冰糖煮化，濾去殘渣即可。

功效 消食活血。

蒜苗炒蛋（適合寒底女性）

材料 蒜苗段 3 両　韭菜段 3 両　雞蛋 2 隻

做法

1. 蒜苗段和韭菜段洗淨吸乾水備用；雞蛋打勻備用。
2. 先炒韭菜段，倒入蛋液炒散，蛋液半熟後加入蒜苗，略炒即可。

功效 健脾養胃。

黑豆烏雞湯（適合寒底女性）

材料 製首烏 1 両　烏雞 1 隻　紅棗（去核）5 顆　黑豆 6 錢　生薑 5 克

做法

1. 將烏雞、製首烏、生薑洗淨備用，黑豆泡清水半小時備用。
2. 將所有材料放進鍋中，以中火煲約三小時，在煲至第二小時後加入鹽作調味。

功效 補血養顏，養心安神。

當歸生薑羊肉湯（適合寒底女性）

材料

當歸3錢　羊肉半斤　大蔥3錢
生薑6片　料酒及鹽適量

做法

1. 當歸和生薑洗淨後加2000毫升水，以中火燒開，煎煮十分鐘，撈出當歸渣待用。
2. 羊肉洗淨入鍋，大火燒開後，立即撈出，洗清血沫。
3. 大蔥去根待用；另外留部分蔥花和薑絲待用。
4. 將羊肉放入當歸湯中，加入料酒、鹽及蔥白，加水至淹沒過羊肉3厘米。
5. 以大火燒開，再用小火煨二十分鐘，加入，灑上蔥花和薑絲即成。

功效

溫中養血，祛寒止痛。

南棗枸杞雪耳桃膠糖水（適合寒底女性）

材料

桃膠3錢　枸杞1両　南棗（去核）6顆
雪耳4朵　薑5片　龍眼肉6錢

做法

1. 雪耳、桃膠提前一個晚上泡好，因為桃膠上有黑色分泌物，需要反覆沖洗。
2. 將枸杞、南棗、龍眼肉及薑片洗淨後隨水下鍋，由於要讓桃膠吸水，所以可以多加點水。
3. 沸騰後轉小火加入雪耳煮三十分鐘，最後加入桃膠煮十五分鐘，煮好後加入紅糖。

功效

補血養陰。

黑糖薑母茶（適合寒底女性）

材料 黑糖 1 湯匙　薑母 5 片　水 500 毫升

做法

1. 將薑母用水洗淨，用刀背略拍薑母。
2. 薑母和水一同加入鍋中以大火煮至滾沸，轉小火再煮約十分鐘。
3. 加入黑糖於鍋中攪拌均勻。
4. 將鍋中的浮渣撈除，再煮約一分鐘即成。

功效 溫陽散寒。

宮寒

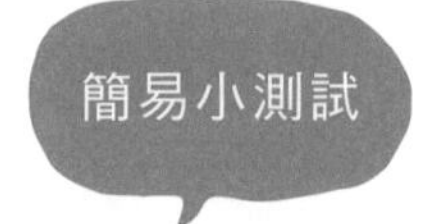

先搓暖掌心放在肚臍下三寸位置，若感覺到冰涼，便可能患上宮寒症。

中國自古就有「十個女人九個寒」的説法。宮寒，就是「子宮寒冷」，指女性腎陽不足，子宮失於溫煦所表現出的一系列症狀。中醫所説「子宮寒冷」，並不是單純指子宮的功能較弱，還包含卵巢、輸卵管等器官功能低下，或是骨盆腔內血液循環不佳。宮寒是因為感受寒邪、肝血虛衰或脾腎陽虛引致寒邪內生，停滯於女性的子宮，導致子宮功能受損的疾病。

宮寒是中醫理論下的病名，無法對應西醫的具體病症，但是西醫臨牀常見的一些婦科急慢性炎症（如陰道炎、宮頸炎、子宮內膜炎、附件炎等等）可以用宮寒的理論辨證調理。

宮寒原因

天生體質較寒，比如父母生育時年齡較大，身體陽氣不足，他們的子女往往帶有「寒性體質」。

這裏分享一個「體寒等級測試」給大家評估自己「寒」的程度。

一、手腳冰冷畏寒

二、臉色蒼白，血氣不足

三、精神萎靡容易疲倦

四、聲音細弱無力

五、生理期紊亂，經常發生經痛

輕度體寒：符合1項

中度體寒：符合2-3項

嚴重體寒：符合4項或全部

後天因素則包括居住環境寒冷、嗜好寒涼食物、過勞或易怒導致陽氣損傷等。

宮寒症狀

臨牀症狀包括痛經，但有痛經不一定是因為宮寒。宮寒可以在經（月經）、帶（白帶）、孕、產（產育）、乳、雜病等各方面有不同的臨牀表現：

一、月經期間，來經時有血塊、月經顏色黑、月經量少錯後、閉經、經期浮腫、經期腹瀉、痛經等症狀，都是比較明顯的宮寒症狀。痛經是行經期或經行前後，出現周期性小腹疼痛，或痛引腰骶，甚至劇痛暈厥。主要病機病因是邪氣內伏或精血素虧，導致子宮的氣血運行不暢，「不通則痛」，或子宮失於濡養，「不榮則痛」，使痛經發作。

二、手腳冰涼，或者是感覺身體冷。腎陽不足的則腰痠痛如折，面色黯黃，四肢不溫，主要腳冷而疲軟，口淡而無味，喜吃辛燥。

三、白帶清稀量多。這種情況在着涼時比較容易出現，但是宮寒體質的人白帶經常都是清稀量多的。

四、不孕不育。由於子宮溫度低，精子與卵子不易結合，所以成了不孕不育的情況。即使成功懷孕，亦會有先兆流產、習慣性流產、宮外孕等情況，在哺乳期亦會有惡露淋漓不盡、產後腹痛等問題。

五、下腹寒冷，按壓疼痛。小腹冷痛，得熱痛減，怕冷、腰痠怕涼，經期延後，色淡而量少、大便稀溏、精神較差，平時腰痠腿軟、小便頻繁或失禁、月經量少、性慾減退、舌質淡苔白膩而滑、脈沉。

六、肥胖／水腫。宮寒者的另一表現是腰腹肥胖，並伴有氣短乏力、失眠多夢、月經過少、不排卵等症狀。子宮熱量不足，為了維護自身的生理機能，脂肪就充當起「護宮使者」，子宮愈冷身體就愈需要囤積脂肪，從而引起發胖。

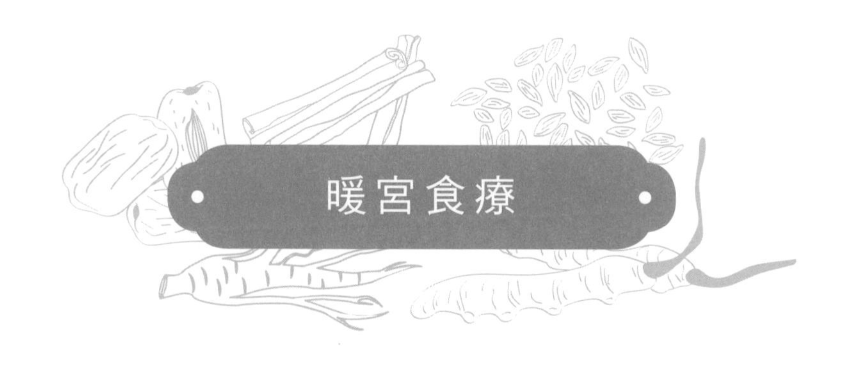

暖宮食療

韭菜花暖宮蛋（適合寒底女性）

材料 韭菜花3錢　雞蛋1隻

做法
1. 將生雞蛋一頭敲破，塞入韭菜花，用筷子壓入攪動。
2. 將雞蛋固定於清水鍋中，煮沸至雞蛋凝固。

功效 疏散瘀血，暖宮。

銀耳石斛雪梨湯（適合熱底女性）

材料 新鮮銀耳5錢　石斛3錢　雪梨1個　紅糖少許

做法
1. 將新鮮銀耳及石斛洗好，雪梨切塊，備用。
2. 將銀耳、石斛、雪梨放入盅，加適量水燉一小時三十分鐘，最後加入適量紅糖。

功效 補腎積精、養胃陰、益氣力。

阿膠紅豆紫米粥（適合經期後的女性服用）

材料 阿膠5錢　紫米1両　紅豆5錢

做法
1. 將紫米及紅豆洗淨放入鍋中，加入適量水煮滾。
2. 待粥煮至將熟，加入搗碎的阿膠，邊煮邊攪拌。
3. 阿膠與粥融合後便可出鍋，可按個人喜好加入紅糖。

功效 滋養氣血。

淮山棗魚湯（適合熱底女性）

材料

魚 1 斤　黑棗 5 顆　生薑 3 片
淮山 1 両　蓮子 6 錢

做法

1. 將鮮魚處理、洗淨，切為一節節，備用；將淮山刮皮切成橢圓形塊狀；黑棗放入清水浸泡。
2. 將魚塊煎至金黃色。
3. 往鍋中加入適量熱水，再將淮山、黑棗加進去，蓋上鍋蓋燉煮至奶白色後，最後加入食鹽調味。

功效

健脾益腎，滋陰潤燥。

三仁粥（適合宮寒痛經的寒底女性）

材料

小米 2 両　花生 5 錢　生薑適量
腰果 5 錢　核桃 6 錢　蔥白適量

做法

1. 將三仁打碎備用。
2. 待米熟後下三仁粉、蔥白一同煮成粥。

服用方法

從小量開始，三至五天為一個療程。

功效

溫補陽氣，驅寒止痛。

紅棗紅糖水（適合寒底女性）

材料　紅棗（去核）8顆　生薑5片　雞蛋1隻
桑寄生6錢　紅糖適量

做法
1. 生薑切片，紅棗去核。
2. 待清水沸騰後，放入紅棗、生薑、紅糖、雞蛋及桑寄生，中火熬煮五分鐘，轉小火熬製十至十五分鐘即可。

功效　對於月經不調、宮寒的患者有一定療效。

蟲草花日月魚煲雞湯（適合寒底女性）

材料　老母雞1隻　蟲草花6錢　胡椒粉半茶匙
無花果2顆　日月魚1両

做法
1. 將老母雞洗乾淨，切塊備用。
2. 洗淨蟲草花及日月魚，加水與雞塊煲三小時即可，食用前再加入半茶匙胡椒粉。

功效　暖宮散寒，活血止痛。

月經不調

女性五十歲前的體質與月經有着密切的關係，月經正常與否，會反映女性的體質、皮膚和整體的生理質素。

月經周期

正常的月經有按月的周期性，來潮的第一天為月經周期的開始。兩次月經第一天的相隔時間稱為一個月經周期，一般是二十八至三十天。周期長短因人而異，每個女性的月經周期有各自的規律性，在二十一至三十五天之內也屬正常範圍，但一般不應提前或推後一星期以上。

月經持續時間，亦稱經期，正常為三至七天，多數為三至五天。月經的第一天經量不多，第二至三天經量最多，第四日開始減少，持續時間不超過七天。

月經經期不調

經行先期

指月經周期縮短到二十一至二十三天內，甚至一月兩次。若周期僅提前三至七天，並無其他明顯症狀，仍屬正常範圍；或偶然一次提前者，亦不作經行先期論。

經行後期

月經周期延後七天或一月以上，甚至兩、三月者（排除早孕）。月經後期的成因大致可分為精血虧虛和寒凝子宮。精血不足，無血可下，血不能按時而下，則月經延後；寒凝子宮，經行不暢，血不能按時而至，則月經延後。一般認為要連續出現三個周期或以上，如偶發一次或僅延後三至五天，又或在青春期及更年期內發生，則不考慮為經行後期。

脾在中醫角度是負責統血及輸送身體的養分到不同地方，相似於西醫學所說的消化系統，如果脾胃弱，沒有足夠養分去生成氣血，就會有經行後期的問題出現。

經行先後無定期

月經不按周期來潮，或先或後，沒有一定規律。如日久不癒，則不易孕育，並且容易演變為「衝任失調性子宮出血」。

改善經期不調

月經經期不調改善方法可分成宮寒、虛熱和腎虛三方面。但任何體質的女性先要避免損傷精血，生活作息定時，早睡早起，每天維持有六至八小時睡眠時間，避免長時間閱讀及使用電子產品。

宮寒

身體症狀多見手腳冰冷，神疲乏力等，小腹和少腹部分（臍下3-5寸的位置）撫之見冰冷或偏涼，初期多見經行後期，嚴重者會引致經閉。日常應少吃生冷寒涼，特別是經前及行經時期。在月經期間，要避免受寒、洗冷水澡或淋雨。平時可以做腰部以下的按摩紓緩或泡足。

紓緩按摩：把兩手掌心搓熱，然後將雙手掌心分別放在兩側腰部，向小腹中心來回斜擦，一次約三十下，最好擦到局部有痠脹、溫熱感。

虛熱

身體症狀多見手足心熱，怕熱，易煩躁，月經見經行先期或經間期出血，嚴重者一月來經兩至三次或整月點滴不止。宜多吃新鮮水果和蔬菜，少吃辣椒、大蒜、肉桂、咖啡、胡椒、羊肉、酒等助熱動火食品；同時要少吃螃蟹、山楂、桃子、紅糖等有活血作用的食材。此外，要避免熬夜、情緒波動太大，且月經前和行經中不宜參加太粗重的勞動、或劇烈運動。

腎虛

身體症狀多見腰膝痠軟，頭暈健忘等。宜多吃黑色的食物，如黑豆、桑椹、黑芝麻等。黑色能入腎，有助腎臟健康，還可以提高人體的免疫力。每日一定要維持運動最少十五分鐘，適量運動可強化骨骼強度，腎主骨，兩者相輔相成。

經閉

女子年滿十八歲，月經尚未來潮，或月經周期建立後停經三個月以上者（已排除早孕）均稱為經閉。前者為原發性經閉，後者為繼發性經閉。生理性停經，多見於青春期前、妊娠、哺乳及絕經後期，少見的季經，避年及暗經等，均不屬經閉範疇。

並月、季經、避年及暗經

並月指每兩個月來一次月經，季經指每三個月一次月經，避年指每年一次月經，暗經指終生無月經但可生育者，這些都是月經周期不規律，三至四個月才有一次月經，其間只有一次排卵期，其他特徵則與月經相同。從現代醫學的角度來看，這是內分泌異常所致，但並無器質性病變。中醫亦認為這種天性的生理周期屬於正常。

月經量色

月經經量一般以每月約五十至八十毫升為適中。經血顏色一般為暗紅，剛開始時色淡，之後顏色逐漸加深，最後又轉淡紅，色澤亮。經血質地不稀不稠，不凝固，無血塊，黏膜少，無特殊氣味。月經有血塊則反映氣血失調，經血下行不暢所致。

月經顏色不調

月經量少，經血挾塊、色紫黑屬氣滯；月經延後、經血量少挾塊色暗屬寒凝；月經提前、淡紅清稀、量多難淨者屬氣虛；經來色鮮紅、量多、質黏稠有塊者屬血熱。

凡是月經顏色淡、質地稀薄的多跟「虛」有關，比如氣虛、血虛、脾虛、腎虛、或有痰濕。伴月經量多屬血虛；伴月經量少屬血虛寒。

凡是月經顏色鮮紅的多跟熱有關。伴月經量多屬實熱；伴月經量少屬虛熱。

凡是月經顏色深的多跟瘀、氣滯有關。伴月經量多屬血熱或脾虛不能統血；伴月經量少屬血虛、氣虛或陽虛；經血暗黑者屬氣滯血瘀型。

月經過多

經血過多的病因病機主要有三：

一、氣虛體弱，經行之際，氣隨血泄，氣虛則統攝無權，不能攝血固衝。

二、陰虛內熱、感受邪熱或七情過極，五志化火，導致血分蘊熱，熱灼絡脈，血熱妄行，衝任不固；

三、瘀血停留，積於衝任，瘀血不去，新血不得歸經，瘀滯積久化熱，熱迫衝任，經血妄行。

改善月經過多

平時不要過度節食或挑食，多吃清養氣血的食物，如五穀雜糧類、堅果、肝臟，烏雞、瘦肉、深色蔬菜、蛋黃、海帶、黑芝麻、黑木耳、黃豆、紅棗、櫻桃、葡萄等。此外，適當休養，避免過度思慮或勞累也很重要。

換算小知識

1 両約為 33 克；
1 錢約為 3.3 克。

改善月經過多茶療

調血補益茶（適合熱底女性）

材料　仙鶴草 4 錢　槐花 3 錢　側柏葉 4 錢

服用方法　經期期間飲用，直至流量減少為止。

功效　清熱涼血止血。

調血補益茶（適合寒底女性）

材料　淮山 3 錢　艾葉 2 錢　阿膠 2 錢

服用方法　經期間飲用，直至流量減少為止。

功效　溫宮養血止血。

月經過少

月經周期正常，但月經量明顯減少，或行經時間不足兩天，甚或點滴即淨，一般認為月經少於二十毫升可考慮為月經過少。月經過少的成因大致可分為脾腎虛弱和寒凝血瘀。脾腎不足，氣虛血弱，無血可下；寒凝子宮，多由瘀血內停；或痰濕陰滯，經脈受阻，血行不暢，經血不下，則經血量少。

改善月經過少

為了預防或改善月經過少，女性首先要避免損傷脾腎和寒邪侵體，生活作息定時，早睡早起，每天維持六至八小時睡眠時間，月經前一個星期寒涼冰冷食物絕對不要吃，經期期間應注意保暖，忌寒涼冰冷之食物。平時注意休息、減少疲勞，保持心情愉快，盡量避免劇烈的情緒波動。

經期表現

行經期間，可出現胸乳略脹、小腹略墜、腰部微痠、情緒波動，一般月經後症狀自然消失。所有行經期間的症狀，以不影響日常生活為度，如過度影響生活作息等，則視為病態，例如痛經。

血崩

若不在經期而陰道突然大量出血者稱為「血崩」，多因勞傷過度，脾腎氣陷，不能攝製經血，或暴怒傷肝，肝不藏血，以致經血妄行。亦可素體熱盛，腹感熱邪或恣食辛燥之品，積熱化火，熱迫血行而發病；另有經期產後，餘血未盡，或因外感，夾內傷，瘀血內阻。惡血不去，新血不得歸經，造成「崩中」。

經前綜合症

女性通常會在月經前一周左右，出現暗瘡、黑眼圈、心情煩燥、容易疲倦、腹脹、乳房脹痛等症狀，我們稱之為經前綜合症（Premenstrual Syndrome，PMS）。

出現經前綜合症的原因，是由於月經前身體匯聚臟腑一定之血，依時滿溢於子宮使月經按期來潮，如果氣血不足或氣血運行阻滯，則容易出現經前綜合症。此外，經前因血向下（子宮）聚，上部則如空城，氣血較弱，微循環較差，故容易疲累和出現黑眼圈。而本身有虛火的人，會因陰虛火旺，所以有較多暗瘡。

預防經前綜合症

停止凍飲

曾經有病人每次月經前總會出現很多暗瘡，而且痛經情況嚴重。在建議她不要飲凍飲後，不但暗瘡改善，而且再沒有痛經的情況。

敷暖水袋

經期前於肚臍對下三寸的位置敷暖水袋，令氣血通暢，減少痛經。

經前綜合症茶療

經前紓鬱茶

材料	茉莉花 3 錢　素馨花 2 錢　玫瑰 4 朵
功效	疏肝解鬱。

經後調養茶（適用於經期後）

材料	當歸身 9 克　益母草 12 克　紅棗（去核）2 顆
功效	養血調經，活血化瘀。

痛經

痛經源於子宮肌層在月經來時出現的不規則痙攣收縮，導致小腹疼痛，並有下腹墜痛冷痛現象、腰膝痠軟、倦怠乏力等症狀。如果此現象持續出現數個月，已可稱為月經不調，是現今常見的婦科疾病。

痛經成因

大致可分為「不通則痛」和「不榮則痛」。寒氣凝滯子宮，經脈受阻，氣血凝澀不行，發為疼痛，為「不通則痛」；體虛氣血不足，運行失暢，子宮失養，發為疼痛，為「不榮則痛」。

基於現代女性平素喜歡進食生冷寒涼、多坐少動、生活作息不定時、喜穿短裙、生活壓力太大等，導致寒邪容易侵體，寒凝子宮；或是氣血陽氣虧虛，子宮失養。

根據中醫婦科學理論，形成痛經的機理可以分為氣滯血瘀、寒凝血瘀、濕熱瘀阻、氣血虛弱、腎氣虧損這五種。有小部分的女性，因素體濕熱內蘊，或經期、產後攝生不慎令濕熱邪氣侵體，與血相搏，流注衝任，蘊結於子宮之內，氣血運行失暢，經前、經期氣血下注，子宮、衝任氣血更為壅滯，不通則痛而表現為痛經。

痛經類型

痛經要分清病證，對症治療，才能治療得快、徹底。中醫一般把痛經分為虛實兩種：

實證

一、氣滯血瘀證：多為經前，或者開始時痛。如小腹脹痛、經行不暢、量少、色紫有黯塊，血塊排出後，腹痛減輕，胸脅乳房脹或痛。

二、寒濕凝滯證：多為經前，或者開始時痛。小腹冷痛，痛連腰脊，得熱則緩，經行量少，色黯有塊。面對此型，熱敷明顯緩解疼痛。

虛證

多為行經末期，經淨之後小腹疼痛，痛勢綿綿喜暖喜按，經色淡而量少，經血清稀，嚴重者怕冷，面色蒼白，心慌、頭暈。

女性於痛經時不宜進食的食物

要減輕每月痛經情況，必須由飲食方面着手。尤其生冷的食物，寒凝收引，會刺激子宮，令輸卵管收縮，加重痛經。

✖綠豆

綠豆性涼，味甘；歸心、胃經。有消暑止渴，清熱解毒，利水消腫的功效。尤其在暑熱天時，能吃一碗綠豆沙，暑氣全消就最痛快不過。但是女士們在經期來到時，就千萬不要吃綠豆了。綠豆偏涼，容易引起氣血瘀滯，造成腹部不適及痛經。

✖凍飲 / 食品

女士們喜歡甜品，飯後、下午茶時間就喜歡買件甜品或是飲品好好享受。但是，這些甜點、飲品往往都是凍的，冷飲或寒涼飲品如各類加冰飲品，都較寒涼，令身體的血液循環變差，不通則痛原理之下，自然會形成痛經。多喝溫水、熱湯可減輕下腹部不適。

✖水果

從中醫角度，「五果為助」，水果有助增強抵抗力，預防疾病。但是，大部分的水果多為寒性，月經前或期間進食過多偏寒涼的水果，例如西瓜、火龍果、哈蜜瓜、蜜瓜、葡萄柚、椰子、楊桃、番茄等，會造成經血瘀積體內，加重痛經、月經量少的問題，因此月經期間也要盡量少吃，或是選擇一些偏溫性或平性的水果，如蘋果、櫻桃、蜜桃、荔枝、龍眼等，可減輕腹痛，進食時以室溫為佳。

✖沙津

沙津多由未煮熟的蔬菜組合而成，都屬於生冷食物，即溫度低於常溫的食物，月經期間多吃沙律會導致血液凝滯，形成瘀血，阻塞經絡，形成痛經，因此並不建議女士們經期時進食沙津。應多吃烹調過的蔬菜，最好加入薑、蒜或陳皮同煮，薑屬溫性，能中和蔬菜的寒性，避免寒凝血滯而引起痛經。

✖魚生、壽司

魚生、刺身、壽司雖然美味，不過同樣是生冷食物。月經前或期間女性都有氣血虧虛的問題，如果進食這些生冷食物，由於需要更多脾胃的陽氣來消化未經烹調的肉，便會令到人體雪上加霜，脾胃更虛寒，寒邪更會蔓延至子宮，導致痛經。

✖咖啡

女性月經前交感神經較敏感，而咖啡因會增強交感神經的作用，使心悸、恐慌、失眠等症狀更加嚴重。所以，女性在經期要盡量避免飲用咖啡、茶等含咖啡因的飲料。

✖綠茶／涼茶

茶飲料中綠茶是涼性的；以中藥為主要原料製成的各種涼茶，性味寒涼。茶屬性寒味苦澀，女性屬陰，吃了太多寒涼食物，會造成血液循環減緩或血行不暢通的情形。

不少女士來經期間服用止痛藥，但此法只能治標，久而久之更會對藥物產生了適應，引致濫用和依賴藥物的問題。另外，也有人認為於行經期間吃甜食能減少痛經，其實巧克力、甜食能不能改善痛經有相當大的疑問，反而吃冰凍食物和甜品，會直接刺激皮脂腺分泌。當皮脂腺分泌過多，會阻塞毛孔形成暗瘡。所以來月經前不建議吃過量甜食。

改善痛經

為了預防或改善痛經，女性首先要避免寒邪侵體及氣血虛耗，少吃生冷寒涼，生活作息定時，早睡早起，少穿短褲短裙，避免情緒波動過劇；多進食溫熱食品、適量做拉伸運動如瑜伽或太極、多用暖水袋或暖貼進行下腹部熱敷，在大多數的情況下，這些方法都能有效紓緩痛經的困擾。其次，亦可透過穴位按摩和養生食療，調理身體機能，對緩解痛經有事半功倍的效果。

中醫認為痛經的成因可以分為寒凝氣結，氣滯血瘀，氣血兩虛等。因此，女士們應戒吃生冷食物，取而代之，可將溫經通脈的食材加入日常飲食。例如：黑木耳、黑豆、紅糖、紅棗、黑棗、生薑、山楂、桑寄生、玫瑰花、金針菜等，以上食物除了有溫經作用，如黑木耳、山楂亦有活血化瘀作用，玫瑰花，金針菜則有疏肝理氣的作用。

紓緩痛經穴位

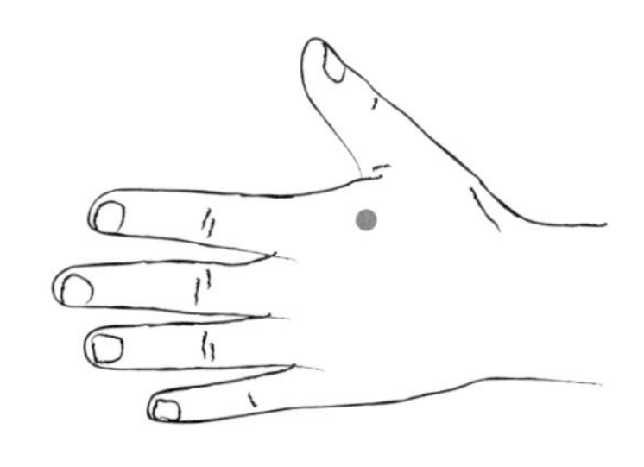

合谷

定位：左手第一、二掌骨之間，也就是俗稱的「虎口」。

功效：疏散風邪，開關通竅，清泄肺氣，和胃通腸，調經引產。

主治：緩解痛經。

操作：按壓，用大拇指指甲尖端垂直用力，強烈刺激穴位，以感覺到痠、麻感為好，用力按住數五秒，然後放鬆兩秒，接着再按五秒。進行來回按住和放鬆過程約十五次。

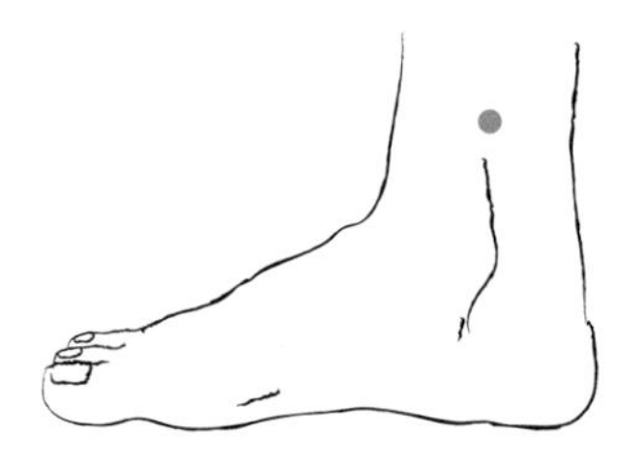

三陰交

定位：小腿內側，足內踝尖上三寸，脛骨內側緣後方凹陷處。

功效：補脾土，助運化，通氣滯，疏下焦，調血室精宮，祛經絡風濕。

主治：緩解痛經。

操作：用指腹按揉一分鐘。

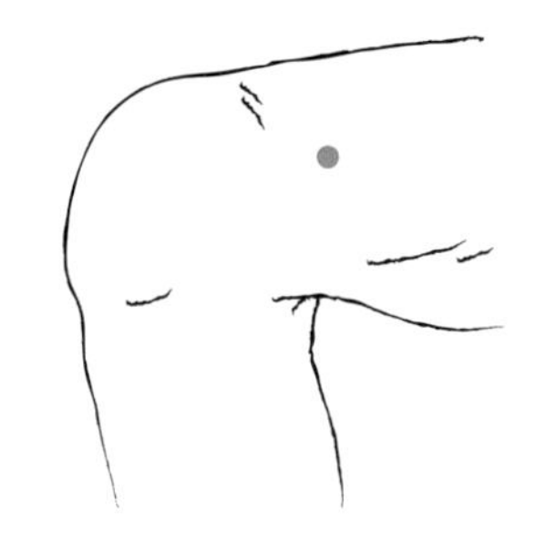

血海

定位：大腿前內側，股內側肌隆起處，髕骨內側端上方二寸處。

功效：調理脾胃，養血培元。

主治：緩解痛經。

操作：用指腹按揉一分鐘。

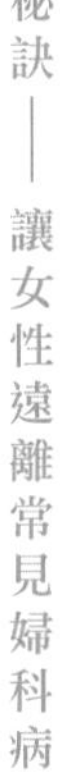

如何治療痛經

痛經一般經過正確治療是可以痊癒的，痛經患者日常飲食應多樣化，不可偏食，經常食用具有理氣活血作用的食材，如玫瑰花、黑木耳、山楂、陳皮、佛手等。身體虛弱、氣血不足者，宜常吃補氣、補血、補肝腎的食物，如雞、雞蛋、牛奶、動物肝腎、魚類、豆類等。

不少婦女在經歷分娩後，痛經得到緩解甚至消失。因為有些人的痛經是源於子宮口小，子宮前傾或後屈，月經引流不通暢而引起的。分娩的時候，尤其在順產過程中，女性子宮口擴張得很大，子宮位置在生育過程中糾正，以便於胎兒通過。這個過程使子宮頸管道變得較從前寬，子宮位置回復正常，讓月經引流更通暢。

痛經茶療

桂圓紅棗茶

材料　桂圓 5 顆　紅棗（去核）5 顆　淮小麥 5 錢

功效　補益心脾，緩急止痛。

黃耆枸杞茶

材料　黃耆 2 錢　枸杞 3 錢　淮山 3 錢

功效　補氣固表，升陽止痛。

玫瑰花茶

材料　茉莉花 2 錢　玫瑰花 10 朵　蜜糖 1 湯匙

功效　行氣調經，活血止痛。

當歸南棗水

材料　當歸 3 錢　南棗 5 顆　桑寄生 3 錢

功效　紓緩血虛痛經。

田七百合水

材料　田七 3 錢　太子參 3 錢　百合 4 錢

功效　紓緩血瘀痛經。

經前安神茶（適合經前 3 至 4 天）

材料　紅糖 1 湯匙　合歡花 3 錢　夜交藤 3 錢　合歡皮 3 錢

功效　解鬱安神。

紅棗薑糖茶（適合來經後期約第三至四日）

材料　紅棗（去核）2 顆　紅糖 3 錢　生薑 3 片　益母草 6 錢

功效　滋補治痛經。

活血柔肝茶（適合熱底女性）

材料　白芍 5 錢　月季花 3 錢　丹參 2 錢

功效　止痛、養血調經。

活血止痛茶（適合寒底女性）

材料　炙甘草 2 錢　白芍 5 錢　雞血藤 3 錢

功效　當歸補血活血，調經止痛。

月經調理

在月經來前，女性的子宮內膜會不斷增厚，一個月左右就會剝落，來月經之前要有足夠氣血才能生成子宮內膜，所以經期前要提高身體的免疫力及養氣血。

來經時應以活血為主，子宮內膜需要完全剝落，如果沒有完全剝落的話很容易形成子宮肌瘤、子宮囊腫或子宮內膜移位等問題。

當女性完經後，就以補血為主。活血是根據病人的情況，加一些活血中藥，令月經順暢一點；但如果本身的月經流量偏多，就不加活血，反而會加止血，不過都會視乎具體狀況，大趨勢是經前養脾胃，疏肝；來經時活血；經後補氣血。平日可飲用花茶，有助放鬆情緒，其中茉莉花茶更有疏肝療效，而玫瑰花則具通經作用。

建議遵守以下五項原則：

一、避免熬夜，緊張、壓力、情緒上的波動。

二、適當的運動，例如慢跑、伸展運動、經絡操、太極或瑜伽。

三、熱敷小腹，每日最少三十分鐘以上；月經來時，熱敷延長至一小時。

四、均衡的營養攝取，並減少吃生冷、辛辣刺激性食物。

五、不要自行進補，生化湯、四物湯並非適合每個人，應先諮詢中醫師。

治療月經不調穴位

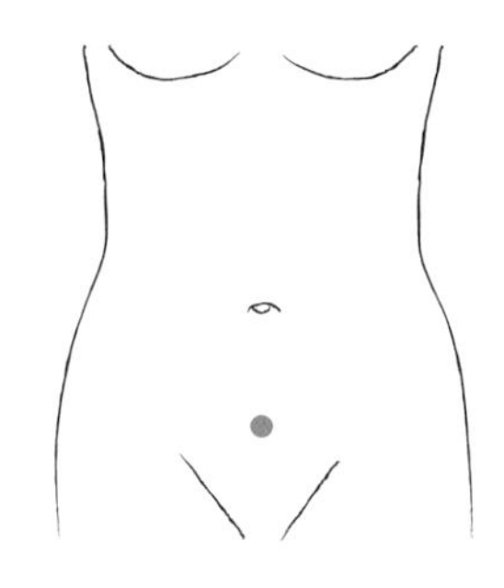

中極

定位：肚臍下四寸。

功效：理氣，固精，利小便，調經。

主治：痛經、月經量少、經期紊亂、卵巢囊腫等婦科疾病。

操作：月經前以艾灸器薰灸。

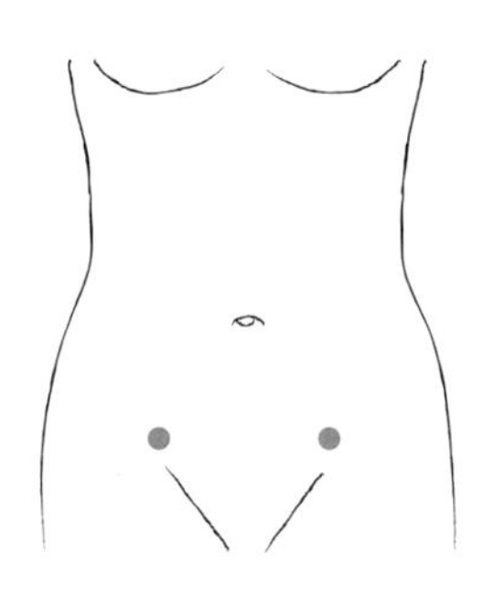

歸來

定位：肚臍下四寸，旁開兩寸。

功效：理氣，提胞，治疝。

主治：痛經、月經量少、經期紊亂、卵巢囊腫等婦科疾病。

操作：月經前以艾灸器薰灸。

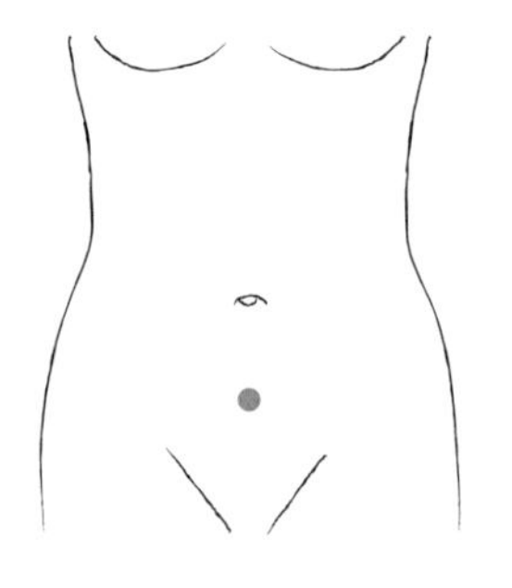

<u>關元</u>

定位：下腹部正中線，肚臍正中下三寸處。

功效：補腎益精、補益氣血、調血調經。養生保健按摩主穴。

主治：真陽不足、下焦虛寒、月經不調、脫肛及子宮脫垂、盆腔炎、功能失調性子宮出血、促進排卵、帶下病等。

操作：穴位揉按、熱水泡腳、以艾灸盒溫灸等。

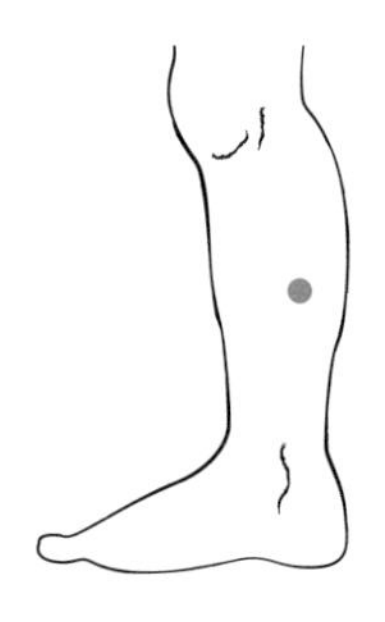

<u>地機</u>

定位：足部，小腿內側，在內踝尖與陰陵泉穴的連線上，陰陵泉穴下三寸處。

功效：和脾調血，調和子宮。

主治：月經不調、痛經等。

操作：穴位揉按、熱水袋暖敷、以艾灸盒溫灸等。

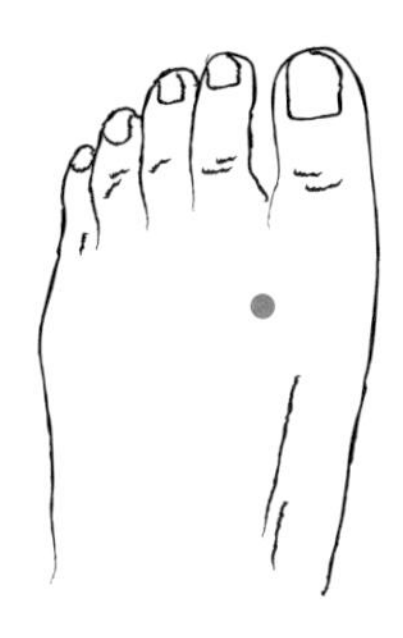

太衝

定位：位於足背側，當第一蹠骨間隙的後方凹陷處。
功效：平肝熄風、清熱利膽、明目。
主治：月經不調、痛經、經閉、帶下等婦科病證。
操作：穴位揉按、熱水袋暖敷、以艾灸盒溫灸等。

常見調經湯藥

四物湯

四物湯由當歸、川芎、地黃、芍藥四味藥所組成，當歸（辛苦甘溫）能行氣分，使氣調而血和也，有補血活血、調經止痛的功效。川芎（辛溫）能通上下而行血中之氣，是血中氣藥，性味辛散，能行血滯於氣，祛風止痛。地黃則有生地黃（甘苦大寒）、熟地黃（甘而微溫）之別，是血中血藥，可滋陰補血。芍藥（苦酸微寒）亦為血分用藥，有白芍、赤芍之別。這四味藥均屬於入血分用藥，血虛時服用效果顯著。

四物湯適合氣血虛弱的人士，其特徵為面色蒼白、手腳冰冷、心悸、失眠、健忘、頭暈目眩、疲倦、經量少、經期短、色淡。但此湯不適合體質燥熱的人，一些內熱比較重的人士，服用四物湯相當於「火上加油」，容易上火，出現暗瘡、口氣、便秘等情況；對濕氣偏重的人士，比如有頭重如蒙、身重墜、舌苔厚重、大便不爽等症狀，服用四物湯就如同在一盤已滿的水上再加水，結果就是無精打采、食慾不振、四肢無力等症狀。平日易有脹氣、便秘患者，腸胃不適及月經量多或點滴不盡人士亦不宜服用。

當歸及川芎皆辛溫之品，是血分中提升動力之藥，若屬於陰液不足如貧血、脫水等情況下又服用它，則更容易加速身體中體液被燒灼而流失的機會，因而使人更容易產生口乾舌燥、煩躁等。

西醫認為，冬天補品含酒，會使血管擴張導致經血過多。而有子宮內膜異位，或子宮肌瘤的人，不能隨便吃十全、八珍，或四物湯，否則會讓異位或肌瘤的狀況變得更嚴重。

四物湯是一種藥物，並不能當一般食品使用，應由專業中醫師診斷後，才可區別使用時機及對藥物作適當之調整，使藥物及方劑發揮適切療效。

八珍湯

由四君子湯（人參、白朮、茯苓、甘草）及四物湯（當歸、川芎、芍藥、地黃）組合而成，能夠補氣益血，主治氣血兩虛、面色蒼白或萎黃、頭昏眼花、四肢倦怠、氣短懶言、食慾減退、瘡瘍潰後久不收口、心悸怔忡、月經失調及崩漏不止等。但脾胃虛甚者慎用，或可配伍理氣健脾、消食化滯之品。

紅棗水

棗是鼠李科落葉灌木或小喬木棗樹的成熟果實，曬乾後便成大棗。大棗和紅棗來源相同，但加工方法不同，於是出現紅棗、大棗（黑棗）和蜜棗的分別。將生棗採摘後曬乾，使其水分蒸發變軟，就是紅棗。

棗性溫味甘，入脾胃經，有補血、養血、安神的功效，《神農本草經》記載棗能主心腹邪氣，安中養脾，助十二經，平胃氣，通九竅，補少氣、生津液。藥用時則常用在脾胃不和、泄瀉、嘔吐時以養胃氣，此外，棗亦有安神作用，調節精神，穩定情緒。

選用紅棗進補也並非適合所有女性。如在來經時期，會出現眼腫或腳腫的徵狀，是濕重的體現，這種人群就不適合服食紅棗。因為紅棗味甜，多吃容易生痰生濕，導致水濕積於體內，加劇浮腫症狀。同時，體質屬燥熱的女性，也不適合在經期內服用紅棗，因為極可能會導致經血過多而危害身體。

益母草

世間萬物皆可分陰陽，比如男為陽，女為陰，乾為陽，坤為陰，所以乾可類比男性，坤可類比女性。而益母草是婦科常用藥，所以又名坤草。

益母草味辛、苦，性微寒，歸心、肝、膀胱經。有活血祛瘀，利水消腫之效。益母草為婦科經產要藥。《本經》云：「莖主癮疹，可做浴湯。」所以對於瘡瘍腫毒，皮膚癢疹，可同時內服外用。益母草種子名為茺蔚子，調經活血之功與益母草相似，又能涼肝明目，適用於肝熱頭痛、目赤腫痛等症。

益母草適用於婦女因血脈阻滯之月經不調，經行不暢、小腹脹痛以及產後瘀阻腹痛，惡露不淨。現代藥理指出，益母草能調節子宮收縮張力、強度及頻率，並抗凝血、抗血管栓塞。

曾有一位病人經前不斷受暗瘡的困擾，我建議她經後連服三天的益母草5錢，加紅棗（去核）3顆。連喝三個月經周期後，她的暗瘡問題得到明顯改善，而且人也變得精神了。

月經不調茶療

桂花桂圓紅棗茶

材料 桂花2錢　紅棗2顆　紅糖適量
桂圓5-6顆　生薑1片

功效 紅棗補中益氣，養血安神；桂圓補心脾，益氣血；桂花散瘀止痛；生薑發汗解表，和中止嘔，溫肺止咳。

養血寧神茶（適合初期月經不調的熱底女性）

材料 丹參3錢　百合4錢　麥冬3錢

服用方法 在經前三日開始飲用，每日一杯。

功效 經前調理。

清養祛瘀茶（適合初期月經不調的熱底女性）

材料 益母草5錢　西洋參2錢　田七2錢

服用方法 在經後三日開始飲用，每日一杯，三日為一個療程。

功效 經後補血。

調經行氣茶（適合初期月經不調的寒底女性）

材料 鬱香3錢　香附3錢　歸身2錢

服用方法 在經前三日開始飲用，每日一杯。

功效 經前調理。

補血安神茶（適合初期月經不調的寒底女性）

材料 益母草4錢　當歸3錢　紅棗（去核）2錢

服用方法 在經後三日開始飲用，每日一杯，三日為一個療程。

功效 經後補血。

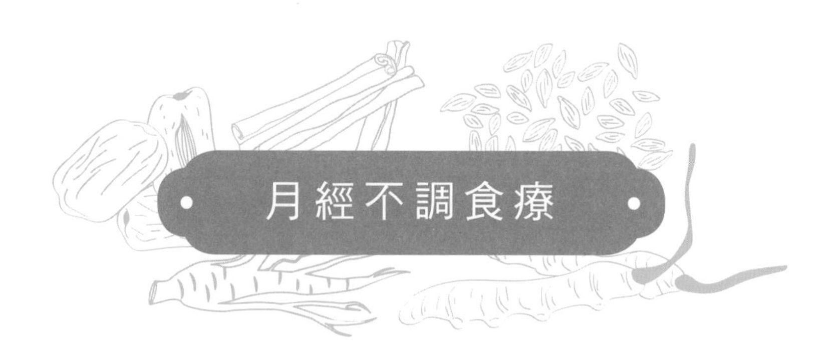

當歸首烏湯

材料

當歸4錢	紅棗（去核）10顆	紅糖1湯匙
製首烏5錢	雞蛋2隻	黑豆6錢

做法

1. 先將紅棗、黑豆及雞蛋洗乾淨，當歸及製首烏則用紗布包好。
2. 將當歸、製首烏、紅棗、黑豆及紅糖加水煲滾。
3. 加入雞蛋於湯中，以煮茶葉蛋的方式，煲一段時間後敲碎蛋殼，繼續煮至一碗湯的分量完成。
4. 食用時先喝湯，再吃紅棗、黑豆及雞蛋。

功效 治療月經不調、經閉痛經、血虛。

黑芝麻杜仲燉竹絲雞（適合精血不足的女性）

材料

竹絲雞 1 隻（約 600 克） 製首烏 6 錢 蜜棗 2 顆
杜仲 6 錢 黑芝麻 1 両 陳皮少許

做法

1. 將竹絲雞洗淨，斬小塊，汆水；黑芝麻略沖水洗淨；杜仲洗淨，分成小塊；蜜棗洗淨，去核，切粒；陳皮，分成小塊；黑芝麻、杜仲、蜜棗、陳皮放入湯袋內，束好袋口，備用。
2. 燉盅放入竹絲雞塊、藥材湯袋、適量清水、適量調味料，燉煮三十分鐘後完成。

功效

補血填精，益精固腎，調血調經。

紅棗淮山桑寄生燉竹絲雞（適合精血不足的女性）

材料

竹絲雞 1 隻（約 600 克） 紅棗 6 錢 黃精 6 錢
鐵棍淮山 1 両 桑寄生 6 錢 枸杞子 5 錢

做法

1. 將竹絲雞洗淨，斬小塊，汆水；鐵棍淮山洗淨，去皮，切厚片；桑寄生洗淨，放入湯袋內，束好袋口；紅棗洗淨，去核、切粒，備用。
2. 燉盅放入竹絲雞塊、鐵棍淮山片、桑寄生湯袋、紅棗粒、枸杞子、黃精、適量清水、適量調味料，燉煮三十分鐘後即成。

功效

補脾益腎，補益氣血，調血調經。

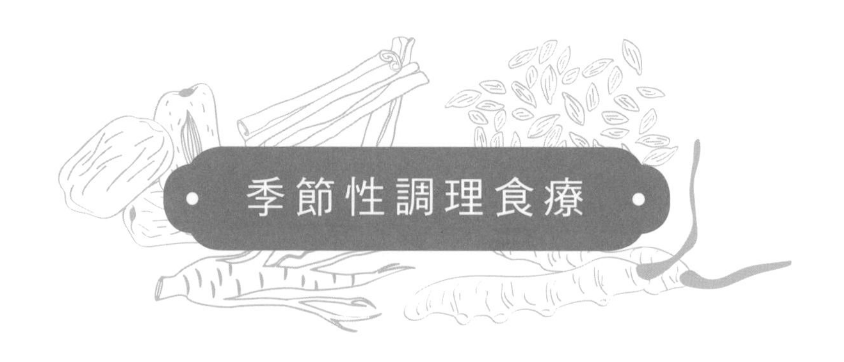

春季

春季天氣潮濕，建議以平性食物為主，一般具有健脾化濕之用，亦可多用香草等調料，芳香化濕。由於甜味較易生痰濕，因而需減少進食甜味的食品。

清涼祛濕茶（適合熱底女性）

材料 生薏米3錢　茯苓5錢　荷葉4錢

功效 清熱健脾滲濕。

溫脾利濕茶（適合寒底女性）

材料 黨參3錢　白朮4錢　炒扁豆3錢

功效 健脾化溫。

夏季

夏季天氣炎熱多雨，建議以清涼（潤）食物為主，一般具有清熱祛濕的功效，亦可多吃新鮮多汁蔬果，如西瓜，雪梨等，多數具有消暑熱之用。另外應少吃煎炸、熱氣等食物，以免助長暑熱上炎。

黑木耳紅棗活血茶（適合熱底女性）

材料　黑木耳 2 朵　紅豆 3 錢　紅棗（去核）5 顆

功效　活血補血，祛瘀調經（經量過多的女性，不宜飲用）。

黑豆淮山強身湯（適合熱底女性）

材料　黑豆 1 両　丹參 3 錢　豬肚半斤　生薑 3 片
淮山 5 錢　桑寄生 4 錢　番薯半斤

做法　先將豬肚洗淨、汆水、切塊，然後把其他材料洗淨，一同放入煲內，加適量清水，大火煮滾後轉小火煲一至二小時，加鹽及適量白胡椒調味即可。

功效　益氣滋陰，活血調經。

當歸紅棗活血茶（適合寒底女性）

材料　歸身 4 錢　紅棗（去核）5 顆　生薑 4 片

功效　活血補血，祛瘀調經（經量過多的女性，不宜飲用）。

益氣強身溫陽湯（適合寒底女性）

材料　太子參 3 錢　紅棗 3 錢　陳皮 2 錢
牛大力 4 錢　豬腱 1 斤

做法　先將烏雞斬件洗淨，再把其他材料洗淨，放入煲內，加適量清水，大火煮滾後轉小火煮一至二小時，加鹽調味即可。

功效　補益行氣，養血通絡。

秋季

秋季天氣乾燥多變，建議以滋潤食物為主，有養陰潤燥之用，如百合，玉竹等。同時按氣溫高低而選擇溫性或涼性的食物，適應季節變化。秋天應暫時避免進補，以免更燥。

秋季養陰潤燥茶（適合熱底女性）

材料　梨乾2片　百合3錢　杏仁3錢

功效　養陰潤燥。

養血安神茶（適合寒底女性）

材料　麥冬3錢　茯神5錢　遠志3錢

功效　養血安神。

冬季

冬季天氣寒冷大風，建議以溫性食物為主，皆具有補溫散寒的功效，同時不能忽略米飯等主食，以幫助脾胃健康及提供有效的能量。冬季應少進食生冷之物，以免虛寒內生。

安神健脾胃茶（一）

材料 北蓍 3 錢　蓮子 3 錢　茯神 5 錢

功效 安神健脾胃。

健脾補腎茶（二）

材料 炒薏仁 3 錢　茨實 4 錢　桑寄生 5 錢

功效 健脾補腎。

淮山金針炆烏雞

材料
烏雞半隻　金針 5 錢　蟲草花 5 錢
淮山 1 條　花菇 6 隻　生抽、老抽、冰糖、薑少量

做法
1. 先把烏雞、淮山及紅棗汆水，然後將薑、淮山及紅棗切片。
2. 將烏雞切件後把薑、淮山及紅棗與烏雞一同下鍋炒。
3. 加入生抽、老抽、冰糖及其他材料炆熟即成。

功效 健脾養陰。

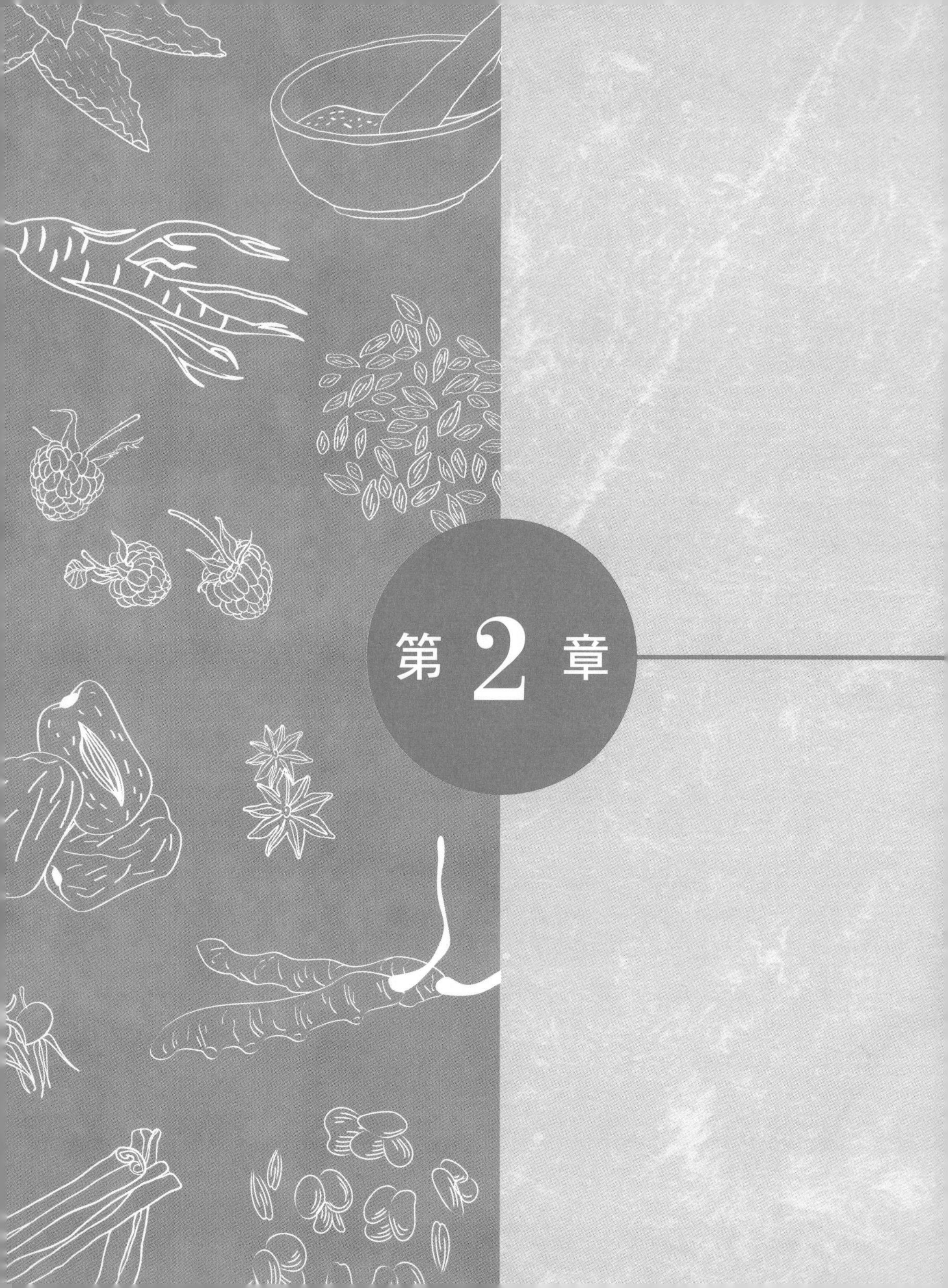

第 2 章

常見婦科疾病

念珠菌

念珠菌這個名字相信很多女性都不陌生，甚至聞之色變。女性的陰道先天存有少量名為「白色念珠菌」的真菌，簡稱念珠菌，但如遇上身體抵抗力下降、內褲欠衛生、行經時長期不更換護墊或衛生巾等，均會使念珠菌過度增生，因而增加患上念珠菌陰道炎的機會。有數據顯示每四位女性便有一位患有最少一次念珠菌陰道炎的經驗，當中40%更會發作兩次或以上。事實上，正值生育年齡及性生活活躍的女性更容易患上陰道炎。

因念珠菌感染而引起的陰道炎症使女性陰部劇癢難當，甚至出現尿頻、尿急及性交疼痛等情況，伴有白帶增多、呈豆腐渣樣氣味異常的分泌，同時又極易復發。由於念珠菌是一種傳染性疾病，會通過性生活來傳播，因此念珠菌陰道炎患者應避免行房。

成因

一般女性的陰道存有少量念珠菌，但當陰道的酸鹼度有所轉變而使念珠菌過度增生時，婦女受念珠菌感染的機會便會提高。

懷孕中的婦女，由於雌性激素增加，受念珠菌感染的機會亦會提高。

至於常見成因包括：

身體抵抗力下降

陰道微酸的狀況能有效防禦細菌，但是當抵抗力下降，或者病原體太強的時候，自淨的作用便會減弱，從而引起念珠菌感染。

細菌感染

很多公共浴具也是佈滿細菌，例如公共廁所或是游泳池、桑拿房、浴巾等的消毒要求並不嚴格，導致容易感染念珠菌。

緊身內褲導致陰部潮濕不透氣

內褲也是感染念珠菌的原因之一，清潔不淨或新購買的內褲容易導致細菌滋生。另外，內褲過於緊身也會導致不透氣，陰部潮濕為念珠菌製造了有利的生長環境。

長時間不更換護墊或衛生巾

一般最少一小時應更換衛生巾一次，否則容易滋生細菌。

中醫成因

中醫學將此病納入帶下病範疇，「正氣存內，邪不可干；邪之所湊，其氣必虛」，念珠菌陰道感染主要與身體正氣虛弱有關，患者體質多見脾腎偏虛、濕邪內蘊或濕熱下注，可見此病與濕邪有直接關係。濕性黏滯重濁，濕病多纏綿難癒，病程較長，容易復發，因此很多女性有不只一次的念珠菌陰道炎發作，如果不從根本調理，減輕身體的濕氣，此病難以根治。

念珠菌陰道炎的症狀及治療方法

大部分患者是沒有任何徵狀的，而部分患者會出現陰道發炎的症狀，例如：陰道分泌增加、變黃、呈芝士狀，外陰痕癢，陰道疼痛，或性交時感不適。嚴重時，外陰部、會陰、腹股溝有發炎、潰損現象，非常疼痛。

具有念珠菌陰道炎臨牀病徵的婦女，宜前往普通科門診或私家診所求診。求診後應按醫生指示，採取藥物治療，如陰道塞藥、外用藥膏或口服藥物等。

經治療後，患者亦有機會重複感染生殖器官念珠菌炎。

念珠菌陰道炎預防方法

一、飲食以清淡為主，減少進食過甜、肥膩食品，改善助濕飲食習慣。

二、多做運動，早睡早起，增強身體正氣，亦能減輕念珠菌陰道炎發作機會。

三、保持私處透氣乾爽，穿着鬆身棉質內褲，頻繁更換衛生巾、護墊。近年女性喜愛穿着的緊身褲難以讓私處透氣，可能亦是元兇之一。

四、不使用陰道內洗劑，或避免過分使用沐浴乳、清潔劑，以免破壞陰道自身的天然保護層。

五、念珠菌陰道炎並非性病，但它能通過性行為傳染。在發作期間，應暫時避免性行為。而反覆發炎患者，應帶同伴侶一同接受治療。

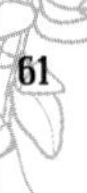

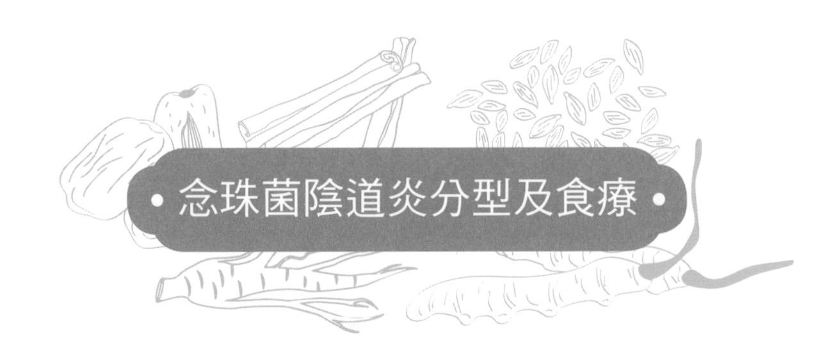

念珠菌陰道炎分型及食療

脾虛濕困型

主要表現 帶下量多，色白或淡黃，質稀薄，無臭氣，綿綿不斷，疲乏氣短，胃口不佳，食後胃脹，大便稀爛，面色蒼白。

材料 白扁豆 5 錢　瘦肉半斤　淮山 4 錢
雲苓 5 錢　通草 2 錢

做法 淮山去皮切塊，瘦肉汆水。將 1500 毫升水煮沸後放入上物煮一個半小時，加少許鹽調味即可。

服用方法 每周一至二次，經常服用。

功效 益氣健脾，固澀止帶。

腎陽不足型

主要表現 帶下量多，色白稀薄，淋漓不斷，頭暈耳鳴，腰痛怕冷，小腹冷感，小便頻數，夜間尤甚，經常泄瀉，面色晦黯。

材料 蓮子 5 錢　核桃肉 6 錢　淮山 4 錢
芡實 5 錢　白米半杯

做法 蓮子，芡實，淮山，核桃肉及白米加入 1000 毫升清水煮一小時。

服用方法 每周一至二次，經常服用。

功效 溫腎止帶。

濕熱下注型

主要表現	帶下量多，色黃黏稠，有臭氣，心煩易怒，口苦，易渴多飲，下腹作痛，小便黃，舌紅，苔黃膩，脈濡數。
材料	茵陳3錢　土茯苓4錢　車前子5錢　綠豆5錢
做法	將上述材料加入五碗水煮成一碗即可。
服用方法	每周一至二次，經常服用，月經期間暫停服用，孕婦亦要慎用。
功效	清熱祛濕止帶。

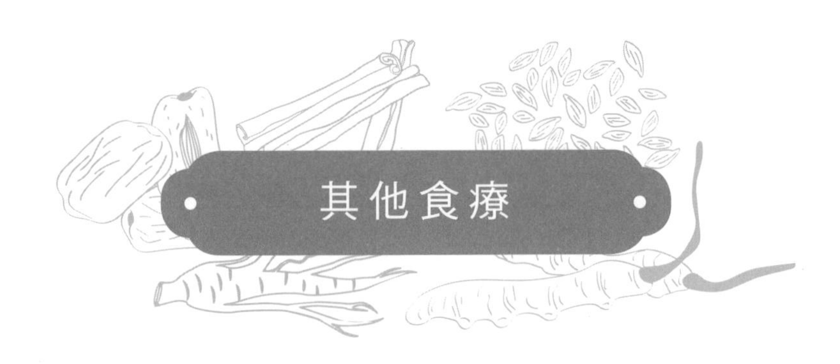

拌鮮藕

材料　綠豆6錢　鮮藕1両　鮮薄荷葉3片

做法　將鮮藕洗淨去皮、綠豆用水泡軟後，裝入藕孔，蒸熟切片，鮮薄荷切碎，撒於其上，調味後，涼拌食用。

功效　清熱解毒利水。

地膚子土茯苓湯

材料　地膚子5錢　土茯苓6錢　蛇牀子2錢

做法　用水煎服。

服用方法　每日二次。

功效　清熱利濕，祛風止癢。

海帶綠豆湯

材料	海帶（切碎）1 両　綠豆 1 両　冰糖適量
做法	加水共煮湯服食。
服用方法	每日一次，連服十日。
功效	清熱解毒。

茵陳止帶粥

材料	茵陳 3 錢　扁豆 4 錢　扁豆花 4 錢　眉豆 5 錢　小米 1 両
做法	先將茵陳以適量水煮取汁液，去渣，連同粳米煮粥，食用時調入冰糖即成。
服用方法	每日服二至三次，約七至十天為一個療程。
功效	清熱袪濕止帶。

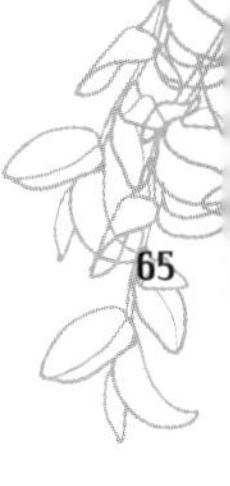

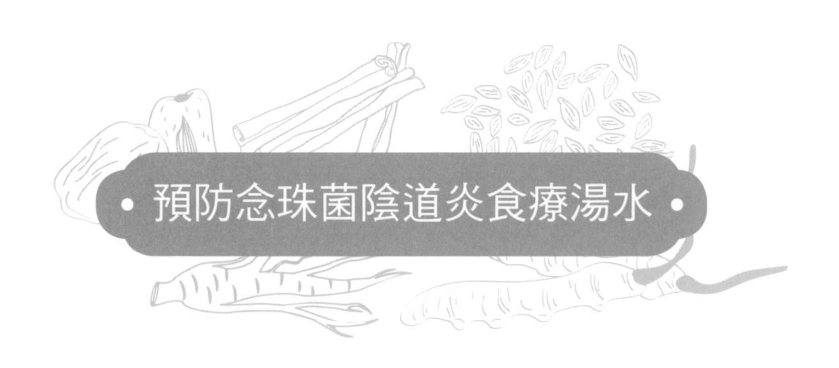

• 預防念珠菌陰道炎食療湯水 •

綠豆赤小豆薏米湯（適合熱底人士）

材料 綠豆5錢 薏米5錢 無花果2顆
赤小豆4錢 瘦肉半斤

做法 將材料洗乾淨，以1000毫升開水煲兩小時。

功效 清熱利濕。

豬橫脷薏仁袪濕湯（適合熱底人士）

材料 生薏仁1両 蓮藕1條 果皮1塊
眉豆5錢 粟米鬚6錢 豬橫脷1條
炒扁豆5錢 蜜棗2顆 瘦肉半斤

做法 先將豬橫脷、瘦肉氽水，把果皮浸軟刮囊，將所有藥材沖洗後，以2000毫升水浸泡約二十分鐘；開火煲滾後，加入豬橫脷、瘦肉，待再次煲滾後轉中小火熬約兩小時，加鹽調味即成。

功效 健脾化濕、清熱排膿。

芡實核桃瘦肉湯（適合寒底人士）

材料
鮮淮山 1 両　芡實 6 錢　無花果 2 顆
蓮子 5 錢　核桃肉 6 錢　瘦肉半斤

做法
淮山去皮切塊、瘦肉汆水，將 1500 毫升水煮沸後，放入以上材料煮一個半小時，加少許鹽即可。

功效
健脾益胃，滋補強身。

補身完帶湯（適合寒底人士）

材料
豬脹半斤　白朮 3 錢　山萸肉 1 錢
高麗人參 2 錢　淮山 4 錢　紅棗（去核）8 顆
茯苓 5 錢　杜仲 5 錢　金櫻子 3 錢

做法
1500 毫升清水煮沸後，倒入以上材料煮一小時。

功效
健脾益腎。

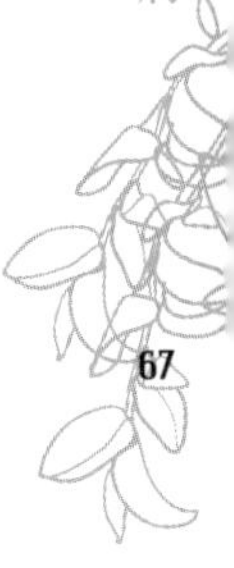

子宮肌瘤

子宮肌瘤是婦科病中常見的良性子宮腫瘤，俗稱「子宮纖維瘤」。腫塊生於子宮，古代稱為「石瘕」。《黃帝內經》提到「石瘕生於胞中」，指的就是子宮肌瘤。

子宮肌瘤常見於三十至五十歲女性，約20%的女性都有此問題，子宮肌瘤雖屬良性，有機會引起下腹痛、尿頻或不孕等症狀。其成因暫不明確，與女性荷爾蒙雌激素分泌紊亂有一定的關係。服用含雌激素的避孕藥或肥胖或壓力而影響雌激素分泌，均會增加患上子宮肌瘤的機會。另外，家族病史中有直系親屬曾患子宮肌瘤、不孕或未曾懷孕、肥胖甚至多吃肉類少吃蔬菜的女士都被視為此病的高危人士。

子宮肌瘤的病因與病徵

子宮肌瘤的病因、病機相當多，與肝、脾、腎功能失常或虛損有直接關係，再加上寒邪乘虛進入胞中（子宮），經絡氣血運行失常，形成「氣滯血瘀」的狀況，有時還會跟內濕相結合，經年累月發展下來就會在子宮內形成肌瘤。造成此類體質的原因，主要與個人不良的生活及飲食習慣有關，如熬夜、經常外出飲食、長期壓力或負面情緒、缺乏運動等都是常見的誘因。

子宮肌瘤並沒有明顯的病徵，患者有可能會出現痛經、經量過多、腹脹墜感、腰痛、便秘或貧血等問題。肌瘤過大可能會引致腹痛或腹部隆起，若肌瘤壓着膀胱會令患者有尿頻的感覺。大多數患者是在進行例行婦科檢查時得知患上子宮肌瘤。

如何預防子宮肌瘤

調理痛經

「不通則痛」，如果長期血液運行不良，便會造成氣滯血瘀的情況，導致容易患上子宮肌瘤。要預防子宮肌瘤首要是好好調理痛經，最好是平日不食用生冷食物，即低於室溫的食物，如壽司、魚生、沙律等。

減重及養成良好生活習慣

肥胖是讓子宮肌瘤長大的隱形幫兇，脂肪可以儲存女性荷爾蒙，而子宮肌纖維則是女性荷爾蒙的接收器。過多脂肪所儲存的女性荷爾蒙（雌激素），會刺激肌瘤生長。身體肥胖亦會讓身體基礎代謝率下降，造成水腫型的肥胖，刺激肌瘤的生長。肥胖患者如要預防子宮肌瘤，首要是減肥，這樣肌瘤長大的機會將會大大減少。

此外，平日養成規律的帶氧運動與早睡早起的習慣，並建議每天睡前30分鐘以暖水袋敷臍下三寸的位置。日常飲食方面，應多吃綠色蔬菜，有助降低患上子宮肌瘤的機會。

勤做拉伸運動

「流水不腐，戶樞不蠹」，現今女性過於靜態的生活，經常坐案工作，令經絡氣血受阻，引致增加患上子宮肌瘤的機會，因此建議在辦公室工作的女士平日不妨每天做三十分鐘的拉伸運動，改善氣血的運行。

中醫治療子宮肌瘤的方法

一般來說若發現子宮肌瘤，如非必要通常不會切除。子宮肌瘤會在女士懷孕期及服用避孕丸期間增大，但更年期後則會縮小。患者可考慮配以中醫藥食療來減輕或改善病情，以避免病情惡化。

中醫治療子宮肌瘤，一般將病情分為「出血期」和「非出血期」兩種。「出血期」泛指經前和月經期間，主要以扶正補氣為主，避免氣血受損，並適當地配伍化瘀止血的中藥。「非出血期」通常為經後，要加強活血化瘀、軟堅散結的中藥，並需要配伍補益氣血藥物，有助消除或縮減小子宮肌瘤。患者應注意日常飲食，少吃辛辣或寒涼食物，應以清淡甘平食物為主，多吃蘿蔔、紫菜、海帶、蘋果、番茄、黑木耳、淮山和魚肉等。

早期的子宮肌瘤除了透過內服中藥固本以改善子宮肌瘤惡化外，一般還會配合針灸治療，能有助控制子宮肌瘤。此外，患者平日需減輕工作壓力及保持心情舒暢，方能有效改善體質。

子宮肌瘤患者禁忌

一、患有子宮肌瘤的婦女不適合食用具有太過補益的食物，例如薑母鴨、燕窩、雪蛤膏等滋補養生的藥膳更應減少或盡少食用，以免滋補過多，反而讓肌瘤吸收過多的營養，繼而產生病變，令肌瘤有增大的可能。

二、事實上，有很多婦科病都是坐出來的，臨牀上有80%以上的患者平日最少有六小時是坐案工作，這種工作模式最容易增加患上子宮肌瘤的機會，因此建議每一小時的工作後，可到茶水間小歇五分鐘或上洗手間走走。

三、人口增長，糧食短缺，導致現在的糧食含有不少的催生劑或激素。從食物鏈來看，肉類所含的毒素較蔬果多，因此建議菜與肉的比例在7：3之間（菜多肉少）。

四、萬一子宮肌瘤長至手術尺寸（>5cm），建議參考二至三位專業人士意見以評估進行手術的必要性。因為有很多手術可能是不必要的。

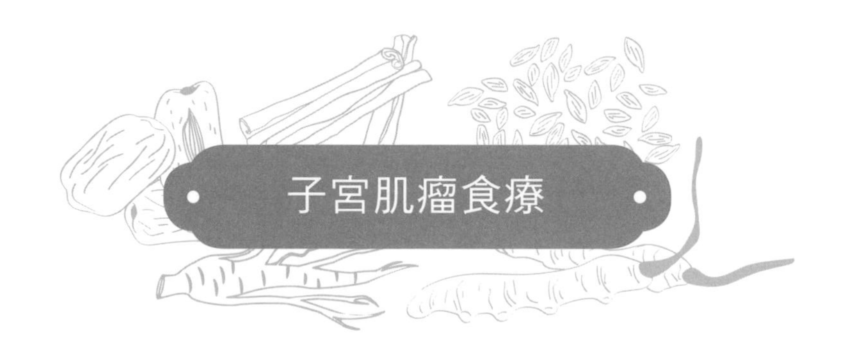

子宮肌瘤食療

雙菜豬腰湯（適合熱底人士）

材料　莧菜3両　枸杞菜3両　豬腰2個　薑5片　無花果2顆

功效　清熱補虛，生津止渴。

小鮑魚浙貝海參湯（適合熱底人士）

材料　小鮑魚8隻　浙貝5錢　海參2両　瘦肉半斤　南棗2粒

功效　滋陰清熱，健脾散結。

淡菜節瓜湯（適合熱底人士）

材料　節瓜2條　瘦肉半斤　海帶6錢　淮山3錢　淡菜1両
瑤柱3粒　薑3片　無花果2顆

功效　清熱養陰，軟堅散結。

桑寄生杜仲益腎湯（適合寒底人士）

材料　桑寄生 6 錢　杜仲 6 錢　核桃 1 両　牡蠣 1 両　浙貝 4 錢　無花果 2 顆

功效　補益肝腎，軟堅散結。

茯苓扁豆花湯

材料　茯苓 1 両　扁豆花 5 錢　厚朴花 5 錢　眉豆 1 両　瘦肉半斤　紅棗（去核）5 顆

功效　健脾滲濕，行氣導滯。

蓍黨活血湯

材料　北蓍 3 錢　黨參 5 錢　雞血藤 6 錢　陳皮 2 錢　瘦肉半斤　龍眼肉 5 粒

功效　補益氣血，活血化瘀。

子宮初老症

子宮初老症是中年女性常見的婦科疾病，時至今日，由於工作壓力及不規律的生活習慣，28歲開始，女性也容易患上子宮初老的問題。

子宮初老症是指卵巢功能下降，導致女性四十歲之前已漸漸出現閉經的現象，伴隨雌激素水平下降、FSH（卵泡刺激素）升高。每個女性的卵巢裏面都有一定數量的卵子，至於數量多寡由先天決定的，但一般平均為四十萬顆，後天不可能再增加，自青春期起，女性每次月經都會排出一顆成熟卵子，雖然只排出了一顆卵子，但在排卵的同時其實也凋亡了一批卵子，每月遞減約一千顆卵子。女性大約在五十歲左右就會將卵巢內存有的卵子排盡，而如果在四十歲前，卵巢沒有再排出卵子的話，那就是子宮初老症了。

子宮初老並不是一開始就「老」的，而是有一個發展過程。很多年輕女性出現子宮初老的現象，而且有明顯增多的趨勢，部分年輕未婚女性患有子宮初老症，亦是導致女性不孕的原因之一。

子宮初老症症狀

子宮初老症的症狀包括：睡眠失調、心悸、心慌、月經周期或早或慢、經血量少而血塊多、肌膚乾燥、頭昏眼花等，最常見的是四肢與腹部的冰冷感，尤其在經期期間，明明身體不感到寒冷，但手腳與腹部摸起來卻是冰冷的。這表示身體的末梢循環非常差，而腹部發冷更為嚴重——對於不孕的婦女，這種情況尤其常見，所謂「宮寒不孕」，這便是再明顯不過的症狀。

從中醫的觀點，子宮初老症的病因以腎虛為根本。腎氣漸衰，衝任虧虛，精氣不足，陰陽失衡，腎陰不足，陽失潛陽；或腎陽虧虛，臟腑功能失調，肝腎同源，腎陰虧虛，水不涵木。

預防子宮初老症

在飲食預防上，可以多吃些黑色的食物，像黑米、黑豆、黑芝麻、桑椹子等，腎主黑色，黑色的食物多入腎，能滋養腎臟起到療養的作用。另外可選擇高纖、低脂、低鹽的食物，多攝入新鮮蔬果等抗氧化的食物。

在日常調攝方面，應避免熬夜，因為長期熬夜會干擾荷爾蒙分泌，尤其是晚上十一時到凌晨一時這段時間。另外需保持愉快的心情、規律的作息，再配合適當的運動。

治療子宮初老症

以下這三種體質的女性較易患上子宮初老症：

陰虛火旺型：這類女性常出現腰痠、失眠、頭暈、煩躁等症狀，可用牛奶、木瓜、番薯、生地、酸棗仁、懷牛膝和知母來寧心安神，滋補肝腎。

腎陽虛型：常出現手腳冰涼、尿頻、易疲倦和浮腫等症狀，可用韭菜、蝦肉、黑豆、枸杞、當歸、覆盆子和菟絲子來溫腎助陽。

肝氣鬱結型：女性經常出現乳房脹痛和胸悶等症狀，這類女性較常心情憂鬱、壓力較大，可用栗子、白蘿蔔、玫瑰花、合歡皮、當歸、素馨花和夜交藤來疏肝解鬱、養血柔肝。

針灸

子宮初老症的病因以腎虛為根本。在針灸方面首選：腎經及膀胱經的穴位，如太溪，照海，腎俞，委中等，再跟據不同證型作出加減。

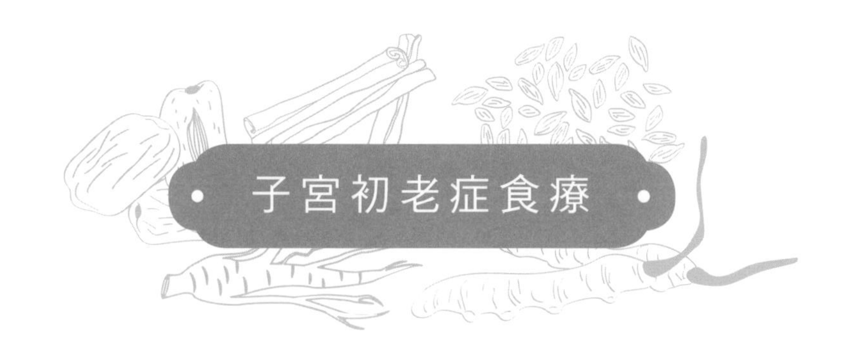

百合枸杞粥（適合熱底人士）

材料　枸杞子 6 錢　粳米 5 錢　鮮百合 1 個

作用　滋陰安神、補益肝腎。

雙耳木瓜豬腒湯（適合熱底人士）

材料　木瓜半個　豬腒半斤　木耳 4 錢　雪耳 4 錢　無花果 1 顆

作用　養陰潤燥。

桑椹玉竹排骨燉湯（適合熱底人士）

材料　桑椹 3 錢　玉竹 5 錢　排骨半斤　南杏 4 錢

作用　生津潤燥。

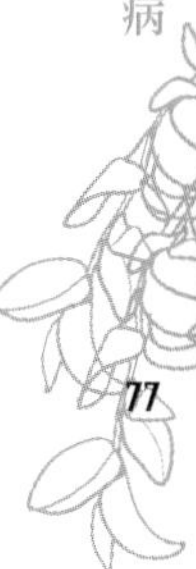

十全大補湯（適合寒底人士）

材料
羊肉半斤　熟地5錢　白芍3錢
川芎2錢　當歸3錢　黃耆3錢
炙甘草2錢　黨參3錢　茯苓5錢
豬骨、薑、花椒、蔥、料酒適量

作用
補益氣血，健脾益精。

瑤柱菟絲子粥（適合寒底人士）

材料
菟絲子3錢　肉蓯蓉3錢　粳米5錢　元肉4錢　瑤柱6錢

作用
補腎養陰，適合在月經後食用。

五子甲魚湯（適合寒底人士）

材料
甲魚1隻　淮山6錢　覆盆子4錢　萊菔子3錢
菟絲子3錢　枸杞子3錢　女貞子3錢
料酒、鹽、薑片、蔥段適量

作用
滋陰養陰，補益肝腎。

子宮頸癌

子宮頸癌多發生於更年期的婦女。古代中醫典籍早有相關記載，子宮頸癌屬於「崩漏」、「帶下」等範疇。多與情緒壓力，肝氣鬱滯有關。臨牀上的病位主要在脾、肝、腎、衝任等。婦女發病後可能出現崩中漏下，赤白青黑，腐臭不可近，或是帶下色青，甚則如綠豆汁，其狀黏稠不斷，氣味腥臭等。目前確切病因不明，與長期持續雌激素水準升高刺激、肥胖、糖尿病、高血壓及遺傳因素等有關。

高危患者及徵兆

子宮頸癌患者多見於肝鬱脾虛（因憂愁思慮致肝鬱氣滯）、肝腎陰虛（體質陰虛或年老、久病失養）、濕熱瘀阻（經期或產後因不慎濕毒乘虛入侵），或脾腎陽虛（久病及腎，抗癌能力下降）。

子宮頸癌患病早期僅見白帶增多帶血，或性交後出血。晚期白帶增多，帶下如桃花膿，或如醬汁，或米泔狀，兼雜惡臭，另外還出現腰 部或下腹疼痛難忍、消瘦、胃口欠佳等。至於其他徵兆則包括：腰腿腫痛、消瘦、小便頻數、性交後出血、五色帶、白帶、大便艱難、大便秘結、裏急後重、小腹痛、浮腫、但熱不寒、腹瀉、小便疼痛等。

中醫輔助治療方法

中醫輔助治療常會搭配活血化瘀藥，因為這類型藥物具有抗癌作用，能消除經脈微循環障礙，促使癌細胞不易在血液停留或聚集。

子宮頸癌早期以行氣活血散結為主；中期平補平瀉，攻邪之餘，同時兼顧正氣；晚期補法，尤其是手術後，受到病痛及療程影響，身體變得虛弱，宜增強正氣加快恢復。

另外，中醫因應不同情況可進行針灸治療：

在患者進行子宮頸癌手術後，膀胱麻痹常常發生尿潴留，因腹部有刀口，應少用腹部穴位，所以針灸選穴：陰陵泉、歸來、水道、氣海、三陰交、關元、太溪。

子宮頸癌輔助治療選穴：腎俞、關元、中極、三陰交。

在放療期間，白細胞降低，針灸治療可用選穴位：大椎、足三里、血海、關元。

歸來、水道、氣海、關元、三陰交、太溪、足三里、血海都是常用的穴位。

如何預防子宮頸癌

一、適當晚婚、晚生、少生，性生活要保持清潔規律。

二、積極治療子宮頸炎等慢性病變，杜絕可能惡變成癌症的基礎。

三、進行婚前體格檢查，或婚後發現丈夫包莖或陰莖包皮過長者需及時矯治。

四、有子宮頸癌家族史者更要提高警惕，定期進行身體檢查。

五、三十歲以上的已婚婦女應定期作婦科檢查，一般隔半年到一年常規檢查一次。

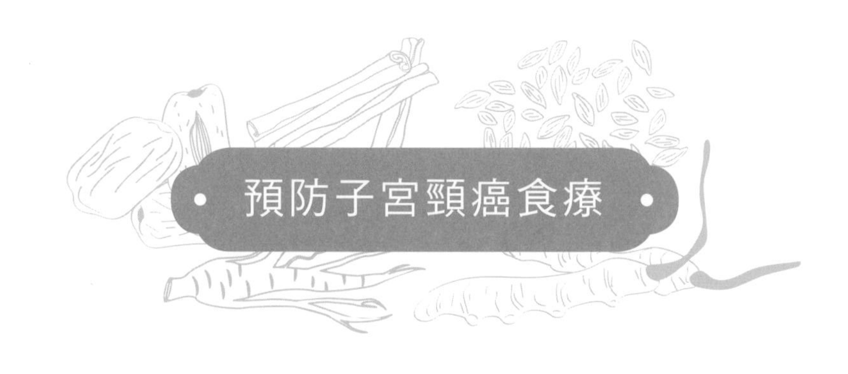

預防子宮頸癌食療

黃蓍茯苓豬肉湯（適合寒底人士）

材料　黃蓍 5 錢　扁豆 3 錢　生薑 3 片
茯苓 5 錢　炒薏米 4 錢　豬肉 4 両

做法　將上述藥材用紗布包好，豬肉洗淨切塊後，一同放於砂鍋內，適量加水，用小火煮二至三小時，加食鹽等調味品。

服用方法　每周服用三至四次。

功效　健脾益氣。

蟲草烏雞湯（適合熱底人士）

材料　蟲草花 3 錢　枸杞 5 錢　丹參 3 錢
無花果 2 錢　生薑 3 片　烏雞 1 隻（300 克左右）

做法　用煲湯袋包好上述藥材，烏雞洗淨切塊後，一同放於砂鍋內，適量加水，用小火煮二至三小時，加入適量的鹽即可。

服用方法　每周服用三至四次。

功效　滋陰健脾。

醒脾祛濕茶

材料

茯苓 6 錢　生薏米 4 錢　荷葉 3 錢　生薑 3 片
扁豆 4 錢　蓮子 3 錢　芡實 3 錢

做法

將所有材料加六碗水大火煮開後，小火煮四十分鐘，約剩兩碗水。

服用方法

每周 2-3 次當茶飲用。

功效

醒脾祛濕。

其他婦科疾病

崩漏

非行經期間陰道大量出血或淋漓下血不斷者，前者稱為「崩」；後者稱為「漏」。若經期延長達兩周以上者，應屆崩漏範疇，稱為「經崩」或「經漏」。

病因

衝任損傷，不能制約經血。引起衝任不固。

主要症狀

一般突然出血，來勢急，血量多的叫「崩」；淋漓下血，來勢緩，血量少的叫「漏」。

證症

一、腎虛

陰虛：經血非時而下，出血量少或多，淋漓不斷，血色鮮紅，質稠，頭暈耳鳴，腰痠膝軟，手足心熱，顴赤唇紅。

陽虛：經血非時而下，出血量多，淋漓不盡，色淡質稀，腰痛如折，畏寒肢冷，小便清長，大便溏薄，面色晦黯。

二、脾虛

經血非時而下，量多如崩，或淋漓不斷，色淡質稀，神疲體倦，氣短懶言，不思飲食，四肢不溫，或面浮肢腫，面色淡黃。

三、血熱

經血非時而下，量多如崩，或淋漓不斷，血色深紅，質稠，心煩少寐，渴喜冷飲，頭暈面赤。

四、血瘀

經血非時而下，量多或少，淋漓不淨，血色紫黯有塊，小腹疼痛拒按。

崩漏用藥

桂枝茯苓丸加減（適合寒底人士）

材料	桂枝 3 錢　茯苓 5 錢　白芍 3 錢　炮薑 4 錢　艾葉炭 3 錢　紅糖 5 錢　烏賊骨 5 錢
功效	溫經止血。

滋陰固氣湯（適合熱底人士）

材料	阿膠珠 4 錢　淮山 3 錢　側柏葉 5 錢　仙鶴草 3 錢　熟地 5 錢　雲苓 4 錢
功效	補血止血。

慢性盆腔炎

慢性盆腔炎是指女性生殖器及其周圍結締組織、盆腔腹膜的慢性炎症。常因為急性盆腔炎未經徹底治療及再加上在患者體質較差的情況下而令急性盆腔炎病情反覆發作，造成慢性盆腔炎。另一方面，亦可無急性盆腔炎症病史過程。慢性盆腔炎病情較頑固，可導致月經紊亂、白帶增多、腰腹疼痛及不孕等。

病因

一、免疫因素

機體免疫功能下降、內分泌發生變化或外源性致病菌侵入，亦可導致炎症的發生。

二、病情遷移

於鄰近器官炎症直接蔓延至盆腔，例如盲腸炎、腹膜炎等，導致慢性盆腔炎的發生。

三、衣原體感染

患者可無急性盆腔炎症病史，而是由沙眼衣原體感染所致。

四、病理改變

部分慢性盆腔炎為急性盆腔炎遺留的病理改變，並無病原體存在。

五、手術期間感染

如刮宮手術、輸卵管手術、子宮輸卵管造影檢查、宮腔鏡檢查、人工流產等各種對盆腔有一定損害的手術及侵入性檢查，如沒有嚴格遵守無菌原則，可導致生殖道黏膜受損、出血、壞死，引致下生殖道內源性菌群的病原體上行感染。

六、與性活動及年齡有關

盆腔炎多發生在性活躍期婦女，尤其是初次性交年齡小、有多個性伴侶、性交過頻以及性伴侶有性傳播疾病者。

七、下生殖道感染

下生殖道的性傳播疾病，如淋病奈瑟菌性宮頸炎、衣原體性宮頸炎以及細菌性陰道病可以通過下生殖道與盆腔的連接，進而導致盆腔炎症的發生。

八、衛生欠佳

如果在經期進行性行為、沐浴、游泳或使用不潔的衛生巾等，均可使病原體侵入而引起炎症。此外，不注意性接觸後的衛生保健、疏於進行陰道沖洗者，患有盆腔炎的機會率會較高。

九、慢性盆腔炎（PID）急性發作

PID所致的盆腔廣泛黏連、輸卵管損傷，輸卵管的防禦能力下降，便容易造成再次感染，病情反覆發作，或會導致慢性盆腔炎的急性發作。

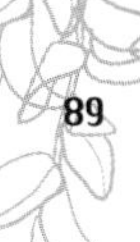

主要症狀

下腹部隱痛，白帶量多、色白或黃，腰痛，一側或兩側附件處增厚、壓痛或有包塊。

證症

一、**濕毒蘊結：**經行前後發熱，下腹部疼痛拒按，帶色黃或臭，小便黃赤，大便不調。

二、**氣滯血瘀：**下腹部疼痛拒按，或有低熱，腰骶痠痛，痛經，經前乳脹，月經失調，盆腔有包塊。

三、**氣血虧虛：**盆腔慢性炎症遷延多年，骶腰痠痛，經行加劇，神疲倦怠，頭暈目眩，納少便溏。

慢性盆腔炎用藥

黑木耳金針瘦肉湯（適合熱底人士）

材料　黑木耳 5 錢　金針菜 3 錢　南杏 4 錢　蓮藕 2 個　瘦肉 4 両　無花果 2 個

作用　清熱涼血。

參蓍竹絲雞湯（適合寒底人士）

材料　竹絲雞 1 隻　北蓍 3 錢　黨參 5 錢　黑豆 1 両　紅棗（去核）5 顆　龍眼肉 5 顆

作用　健脾養血。

卵巢囊腫

卵巢囊腫是女性生殖器常見腫瘤，有各種不同的性質和形態，臨牀上有一側性或雙側性、囊性或實性、良性或惡性等，其中以囊性多見，亦有一定的惡性比例。

十多年前在醫院婦科實習期間，第一次接觸婦科超聲波。那次在自己身上看了一下，赫然發現自己有一個三厘米左右的卵巢囊腫。當時很擔心。當下立即每天針灸及服中藥調養，不到一個月，再次檢查發現囊腫已消失。因此卵巢囊腫的患者不需過分擔心，早期治療確實能起上重要的作用。

病因

一、遺傳因素

根據統計，20-25%的卵巢囊腫患者有家族病史。

二、內分泌因素

卵巢是排卵、分泌性腺激素的重要器官，卵巢囊腫多發生於生育年齡。臨牀上很多卵巢囊腫患者和多囊卵巢綜合症患者是內分泌系統紊亂以致卵巢產生過多雄激素所引起。

三、生活習慣

長期不良的飲食習慣、生活節律欠佳、工作壓力過大，可以出現生理性卵巢囊腫和卵巢真性腫物。

四、生活因素

食物的污染，如種植蔬菜時使用的植物生長激素、飼養禽畜時使用的飼料內含有瘦肉精類激素成分等。隨着生活水準提高、飲食習慣改變，以及部分中青年女性濫用豐胸、減肥及減緩衰老等的激素類藥物及滋補品，使患上卵巢腫瘤的比例增多及出現年輕化趨勢。

主要症狀

中等大以下的腹內包塊，如無併發症或惡變，其最大特點為可動性，往往能自盆腔推移至腹腔。惡性或炎症情況，腫物活動受限，有壓痛，甚至會出現腹膜刺激症狀或腹水等。

證型

一、**腎精虛衰：**月經後期，量少，色淡，質稀，漸至閉經，或月經周期紊亂，經量多或淋漓不淨；或婚久不孕，或頭暈耳鳴，腰膝痠軟，形寒肢冷，大便不實，性慾淡漠，多毛。

二、**痰濕阻滯：**經行延後，經量少，色淡，質黏膩，甚或閉經，或婚久不孕，或帶下量多，頭暈頭重，胸悶泛惡，四肢倦怠，形體肥胖，多毛。

三、**肝經鬱熱：**閉經，或月經稀發，量少，或先後無定期，或崩漏，婚久不孕；形體肥胖壯實，毛髮濃密，面部痤瘡，經前乳房、胸脅脹痛，或有溢乳，口乾喜冷飲，大便秘結。

四、**氣滯血瘀證候：**月經延後，量少不暢，色暗紅，質稠或有血塊，漸至經閉；或經行腹痛，拒按，或婚後不孕，精神抑鬱，胸脅脹滿。

卵巢囊腫食療

淮山淅貝粥（適合熱底人士）

材料 淮山 5 錢　薏仁 6 錢　淅貝 6 錢　馬蹄（切小粒）3 顆　小米 2 両　扁豆 3 錢

作用 健脾散結。

桑寄生豬腰湯（適合寒底人士）

材料 豬腰 1 對　桑寄生 6 錢　核桃 1 両　杜仲 5 錢　牡蠣 1 両　淅貝 5 錢　南北杏各 3 錢　無花果 2 錢

作用 養腎強腰散結。

子宮內膜異位

子宮內膜組織（腺體與基質）位於婦女子宮腔。這種內膜組織若是出現在子宮腔以外的器官或組織，就稱為「子宮內膜異位症」。

病因

子宮內膜異位症患者，多因食用過多寒涼食物，或在行經期遭受風寒、濕邪侵擾，導致經血難以排除，氣血瘀滯，殘留在體內的經血無法被代謝，最後形成子宮內膜異位。

主要症狀

在臨牀上的主要症狀是小腹疼痛，腰痠痛不適、痛經、不孕和性交疼痛。

子宮內膜異位食療

海參螺片湯（適合熱底人士）

材料 海參半斤　枸杞 6 錢　杭菊 3 錢　螺片 4 両　海玉竹 5 錢　無花果 3 顆

作用 滋陰潤燥。

參雞魚肚湯（適合寒底人士）

材料 韓國鮮人參 2 條　淮山 5 錢　有機雞肉 4 両　魚肚 1 両　龍眼肉 6 錢　南棗 5 顆

作用 健脾養血。

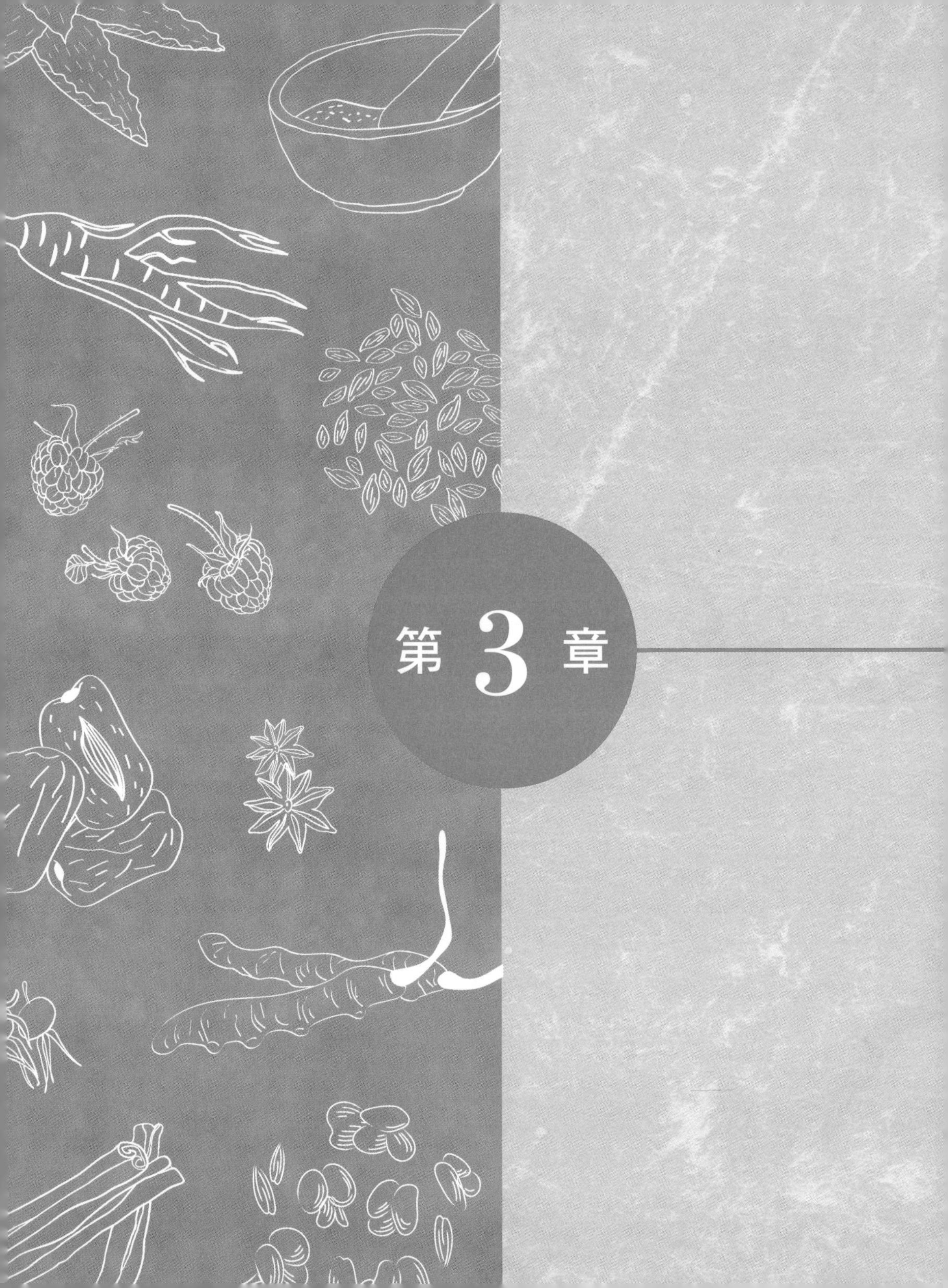

第3章

不孕症

不孕症

不孕症，主要是指女性在生物學上無法懷孕的現象或無法完整懷孕的問題。原發性不孕是指完全無法懷孕；而繼發性不孕則指因婦科或其他內科疾病而導致懷孕困難或懷孕不正常的現象。

不孕定義

若一對夫婦的性生活正常，並連續在二十四個月內沒有採用任何避孕措施卻仍然未能成功懷孕，便可定義為不孕。

據統計，香港人年齡在二十五至二十九歲的人群，不孕不育的發生率達到8.9%，三十至三十四歲群組達到14.6%，三十五至三十九歲群組達到28.7%，四十至四十五歲群組最少有50-75%的人具不孕問題。

不孕症成因

導致不孕不育的原因相當多樣化，男女雙方都有機會不孕，亦可能是雙方同時存在問題，因此夫婦雙方均需參與評估。在不孕的個案中，男女雙方各約佔不孕原因的三成，其餘則屬共同的原因或原因不明。

男性因素

任何可影響精子製造或輸送的不良因素，例如吸煙，喝酒，睪丸下降異常，陰囊靜脈曲張，生殖器官因手術或發炎而受損等，都可能導致男性不育。

另外，有研究發現，男性如有無精症或精子極稀少的問題，其中有部分是由於遺傳因素所致。

男性精子活動力差、數量不足、品質不好

現時不少男性精蟲數量未能達標，標準也逐年下降。

治療男性相對單純，中醫對精子數目少、活動力差或是不往前游卻原地打轉等情形，都有改善的方法。腎陰不足、腎陽太旺導致精液液化速度過慢，無法在適當時間使卵子受精，可使用知柏地黃丸滋陰降火。

女性因素

卵巢機能不全及內分泌失調而引致排卵異常、盆腔炎或子宮內膜異位造成輸卵管閉塞或盆腔內黏連、先天性子宮結構異常等都會導致女性不孕。另外、女性因年紀偏大而不孕的情況亦漸趨普遍。

年紀

女性在每月遞減的一千顆左右的卵子中，只有一顆成熟，提供受孕機會，而隨之卵子數目將逐漸減少至絕經期的零顆。卵巢會隨着年齡增長而衰老，過了三十二歲，卵子的數量減少、品質下降，且用來評估卵巢功能的「抗穆勒氏管荷爾蒙（AMH）」濃度更從二十五歲開始降低，生育能力當然會受到影響。

作息不正常，經常熬夜

人體的內分泌、荷爾蒙都有固定分泌的時間，如果晚上不休息睡覺，荷爾蒙的分泌就會混亂，進而影響排卵。

經期不規律、痛經、月經血塊多、骨盆腔發炎等

氣血充足、維持月經周期正常非常重要，月經的期、量、質、色都是觀察指標，如果有太多血塊代表子宮氣血瘀滯或宮寒、痛經也反映出虛證及瘀滯等問題，而致不易懷孕。

子宮環境好，胚胎才容易着牀生長，痛經、血塊多、月經不規律、慢

性骨盆腔炎等，都是子宮環境不好的警號，要盡早治療，不能拖到想懷孕時才去看醫生。

測量基礎體溫時發現高低溫期不明顯

有些人的月經準時報到，但測基礎體溫時，卻發現高高低低、沒有明顯起伏，這才知道自己原來沒有排卵。因為排卵後，卵巢開始分泌黃體素，刺激體溫調節，令體溫輕微升高0.3至0.6度，維持十二至十四天。黃體期不穩定使體溫起伏不定，無高低溫的分別。即是有着規律的周期，但卵巢未能提供穩定環境協調排卵功能，造成沒有卵子或卵子的質素不良，也難以成孕。

有子宮肌瘤、肌腺瘤或巧克力囊腫

若是子宮畸形、子宮肌瘤太大或位置不好，可能會阻礙精子進入。子宮肌瘤很常見，而且是伴隨基因而來的，幸好大部分肌瘤並不影響受孕及自然生產，也不會變成惡性。

高泌乳激素血症（泌乳激素過高）

當血清中的泌乳激素增加到一定濃度，就會抑制卵巢的排卵功能，導致不易受孕或不孕。症狀包括月經周期亂、血量少甚至沒有月經、用力擠壓乳房可能會溢乳、慢性頭痛等。這些症狀可能單一發生，嚴重程度不一，有些病人甚至會全無症狀。

卵巢早衰

經期提早、出血天數減少都可能是卵巢早衰的警號。除了年紀以外，生活習慣、壓力、環境也會影響荷爾蒙分泌，使大腦分泌的激素逐漸下降；當長期無法刺激排卵時，卵巢功能就會提早衰退，進而導致不孕。

動過卵巢手術，或使用過化療藥物者

無論治療任何癌症，化療藥物都會進入全身，卵巢也不例外，化療藥物會使卵泡組織急速減少，影響生育能力，除化療藥物外，卵巢手術也可能使卵巢早衰、提前進入更年期。

生活習慣

性生活過頻、混亂及不潔、嗜煙與酗酒、肥胖、飲食不均衡、喝大量的咖啡因、運動量不足、生活或工作壓力、沒有獲得足夠的鋅和葉酸、使用化學製品：「苯衍生物」、「醛」、「甲苯」以及其他有毒的化學物均會導致女性不孕。

成因不明

若經詳盡的病歷及全面檢查，均無法得出有關夫婦不孕的明確解釋，這種情況稱為「成因不明的不孕」。此類夫婦即使找不出不孕的原因，但若女方年紀偏大（>35歲）或不孕年期超過三年者，其自然受孕的機會亦會大幅下降，故應及早向專科醫生求診。

中西醫治療方法

西醫會將不孕成因分為：輸卵管性不孕，卵巢性不孕，子宮性不孕，子宮頸性不孕，排卵障礙性不孕，陰道性不孕，免疫性不孕，性傳播疾病感染性不孕，醫源性不孕，先天性生殖系統發育性不孕等。

在人工授孕方面，待卵巢卵泡成熟度達到預期的要求時，醫生會給予誘導排卵的藥物，其後便會因應需要進行取精及取卵：

一、促使排卵

口服或注射排卵藥

沒有排卵的婦女，可透過服用或注射激素，促使卵巢釋放成熟的卵子。但不論是口服還是注射的排卵藥物，都有不同的選擇，其作用及於體內殘留的時間亦有所不同，建議與專科醫生溝通過後，找出最合適的來使用，令過程更順利。此外，中醫藥亦可透過調養身體以促使排卵順暢及成功。

黃體素與助孕素

可選擇口服或注射的方式，作用是在卵子排出後，可以穩定子宮，促進胚胎着牀及預防流產和早產。臨牀上，中醫一般會透過調理經前的身體狀況，以加強胚胎着牀。

誘導排卵

其實每一顆卵子都代表了一次懷孕的機會，誘導排卵就是指在控制範圍內刺激卵巢，以達致多排卵目的。

在排卵期間，補益氣血、補益肝腎、養腎益精的中藥亦有助提升受孕的機會。

手術治療

輸卵管受損及子宮內膜異位的婦女，可透過外科手術作出矯正。但若婦女無法施行手術或手術失敗，便需嘗試進行體外授精。

二、取卵

女方經過促排卵治療一段時間，用超聲波檢查看到雙側卵巢有多個成熟的卵泡，當卵泡內的卵子成熟到一定程度時便可以進行取卵。在這期間養精血、固衝任的中藥常會用於確保卵子的質量。

三、精液抽取

經過一段時間的禁慾後，用手助方式取得男方的精液，然後在實驗室進行處理，篩選出質素最好的精子與女方的卵子結合，這是多種不孕治療中男方必須進行的步驟。但當精子無法通過阻塞的男性生育通道時，就可以透過手術，如顯微副睾取精術（MESA）、睾丸穿刺取精術（TESA）或睾丸切片取精術（TESE），從儲存精子的副睾或睾丸組織中抽取精子，再透過卵細胞漿內單精子注射術（ICSI）進行授精。

四、授精方法

宮腔內人工授精（IUI）

透過導管將已於實驗室處理及洗滌篩選的精子，於女方的排卵期時，直接放入女方的子宮腔內，從而縮短精子游到卵子的距離，以及解決因陰道或子宮頸分泌異常而影響成孕的問題。

但女方必須要有最少一條暢通的輸卵管及正常的子宮腔，以及男方的精子品質不是太差的情況下，方可考慮此方法。過程大約需時數分鐘，授精後約兩星期左右便可驗孕。補益氣血及益精養腎的中藥亦有助成孕。

體外授精（IVF）

即試管嬰兒，是常用的人工生殖科技之一。醫生於卵巢刺激後會安排取卵，再分別收集男方的精液，經處理及洗滌篩選後的精子會與卵子在實驗室中共同培育使他們結合並發育成胚胎，過程約二至五天。在超聲波的協助下，利用導管將胚胎移植回女方的子宮腔內，讓胚胎繼續生長直至分娩，授精後約兩星期左右便可驗孕。與宮腔內人工授精（IUI）的情況一樣，臨牀上補肝強腎、補氣養血的中藥會有助成孕。

單精子卵細胞漿內微型注射法（ICSI）

即顯微操作授精，是將單個精子注射到非受精卵或卵母細胞，通常運用在體外授精（IVF）來解決受精不良的問題。由於部分男性的精子數量極少或活動能力極低，不能自然地與卵子結合，所以需要借助人工方法。醫生會在顯微鏡下挑選活動力及形態良好的精子，並用一根非常幼細的玻璃管將精子直接注射進入卵子內，使其授精，其他步驟則與體外授精相同。在這方面，養精填髓、補益肝腎的中藥能改善精子的狀況。

五、胚胎冷凍

女方在促排卵治療後，常常可以獲得多個成熟的卵子。這些卵子與精子結合後發育成多個胚胎，經第一次移植入體內後，剩餘的胚胎可以通過特殊的冷凍技術保存起來。如果該次不能成功懷孕，下次便可以將這些胚胎解凍，再植入子宮內，便不必再進行促排卵及採精過程。而原核期、分裂期或囊胚期的胚胎都可以冷凍，等到適當的時間再植入，使療程更有彈性，懷孕率更高。

就不同不孕成因有各自的對應方法：

	成因	治療方法
男性	輕度精液異常	人工授精（IUI）。
	嚴重精液異常	第一代試管嬰兒（IVF）+ 第二代試管嬰兒（ICSI）。
	勃起或射精問題	人工授精（IUI）。
女性	無排卵	口服或針藥幫助排卵，可能加上人工授精。
	輸卵管積水	如不先以手術清除積水，試管嬰兒也不會成功。經治療後如自然懷孕仍然失敗才考慮試管嬰兒。
	子宮問題（如肌瘤、瘜肉）	必須先進行手術處理好子宮問題，才能提升試管嬰兒的成功率。
	遺傳問題或慣性流產	第三代試管嬰兒（PGD ／ PGS）。
	卵巢衰退（如 FSH>15）	進行試管嬰兒的成功率極低，建議考慮卵子捐贈。

中醫治療男性不孕方法

中醫認為腎主藏精，主發育與生殖。腎精充盛，則人體生長發育健壯，性功能及生殖功能正常。肝主藏血，肝血充盈，則生殖器官得以滋養，婚後房事得以持久。

脾主運化，水穀精微得以佈散，精室得以補養，才能使精液充足。凡腎、肝、脾、心等臟腑功能失調均可影響生殖功能，出現精少，精弱，精寒，精薄，精熱，精稠，陽痿，早瀉，不射精等症狀，乃至男性不孕症。

中醫理論認為「久病必有瘀」，瘀血往往是以往的慢性炎症，組織損傷基礎上造成血運不暢，從而導致局部組織失養。因此，瘀血是男性不孕的另一個重要病理機制。

針灸

針灸能提高精子數量和活力；針灸還對男性不孕不育也有幫助。臨牀研究顯示，定期的針灸治療有助增加具有生育問題的男性的精子數量，提高精子的活力。

中醫治療女性不孕方法

不孕症婦女多見月經紊亂，表現為月經提早或延遲，經量過多或過少，經期延長或閉經，也可見白帶異常或腹痛等，還有不少患者有腰痛的症狀。

女性月經周期規律、肝腎氣血充足、「春暖花開」子宮暖和就比較容易懷孕；相反，氣血不足、痰濕、宮寒、經期不準等，以及患有朱古力瘤、多囊卵巢症、子宮肌瘤的女士，則較難成孕或增加流產風險。宮寒可以導致不孕，但並不是説宮寒就不能懷孕。很多宮寒的女性月經延後，少則推遲十多天，多則兩三個月。通過超聲波檢查會發現這些女性都沒有排卵，因此導致不孕，如果氣血虧虛、子宮虛寒，胎兒也無法生長。

中醫認為女子以血為本，以氣為用，氣血（月經、孕育、乳汁的物質基礎）腎藏精，精化血，化氣（經、孕、產、乳）的先決條件。凡女子不孕以腎虛為根本，或為素體虧虛，稟賦不足；或為不慎房事，損傷腎精；或久病多產傷腎。腎陽不足，則不能攝精成孕。經、帶、孕、產、乳都與腎有密切相關。脾為後天之本，精血生化之源，脾虛則生化無源而致不孕。女子以肝為先天之本，肝藏血，主疏泄，肝鬱氣滯亦可使女子不孕。論治則當安五臟，通氣血，調經種子，孕育乃成。

中醫認為導致女性不孕有三大體質：

一、中醫認為女子屬陰，子宮容易受寒，陰寒內盛，加之腎氣虛弱，腎精不足，衝任虧虛，則經亂無期。月經過長或過短多半與內分泌有關，這部分與中醫的腎與衝任相關，因為腎主生殖，並與內分泌有關，月經周期不規則多半透過調理衝任與腎氣來治療。

二、肝鬱脾虛：若情志不暢，肝氣鬱結，脾虛內濕，則血脈失暢，氣血不和，痰濕留瘀，月經失調，以致不孕。濕熱病邪會導致女性氣血阻滯，胞絡不通而致不孕。

三、血瘀氣滯：女性以血為本，以氣為順，血和氣相互依存，相互影響。氣血不和，氣滯血瘀，百病則生，不孕因此而成。

很大部分無法受孕的女性還患有脊椎側彎的症狀，嚴重影響身體整體循環、內分泌的正常、內部器官的供血，再加上以上症狀，最後導致無法受孕。

「三步走」分階段治療

中醫主要根據體外授精（IVF）的不同階段，採用不同方法進行治療。一般分為降調期、促排卵期和移植後期，除口服中藥外，還配合耳穴及藥膳飲食療法。

第一、**經前期：**調肝健脾、清心安神、調和陰陽、撫卵靜養，常選用黨參、黃耆、珍珠母、酸棗仁、葛根、綠萼梅、甘草等；同步使用耳穴貼療法，取神門、心、脾、肝貼壓，同時予以降調煲。

第二、**排卵期**：予滋腎調肝、清心安神，調和陰陽，助卵長養，常選用生熟地、石斛、淮山、蓮子肉、枸杞子、月季花、甘草等；同步使用耳穴貼療法，取內分泌、皮質下、腎、肝、心五穴貼壓。

第三、**孕育期**：滋補腎精，助膜長養，中藥選用黨參、黃蓍、杜仲、淮山、蓮心、桑寄生、甘草等；取盆腔、脾、腎、心耳穴貼壓。

人工周期療法

根據個人體質及月經規律變化，採用中藥來調理月經周期，中醫稱為「種子調經法」。中醫師依據經期、經後、排卵和經前四期中，腎氣及氣血的具體變化，參考女性生理周期的改變，來制定相應的調養原則。達到調理月經，疏通輸卵管等，以促進排卵，為受孕創造必要條件。

根據中醫理論，只有腎氣充實，精血旺盛的情況下，才能天癸至，衝脈盛，任脈通，使月經按時而下。月經與衝任二脈關係密切，而孕之本在腎。每次來潮的過程，體內腎陰、腎陽、氣血，及相應臟腑都會產生變化。

臨牀上，除了辨證論治外，亦會根據月經周期進行調養。

增殖期（第六至十天）：補肝益腎，健脾和胃，使血充精益，氣血調和。以促進子宮內膜及卵泡發育。

排卵期（第十一至十六天）：補肝腎，養精血，溫陽通絡，活血化瘀。

以促進排卵。

分泌期（第十七至二十五日）：溫陽補腎，滋養衝任。以促進黃體成熟，便利受精着牀。

行經期（第二十六至五天）：一般不需治療。

如行經不暢，則以理氣行血調經為主。中藥調經多用於卵巢功能低下的無排卵，黃體功能低下，或子宮發育不全。此法較西藥的副作用為少，長期服用也不會對卵巢產生抑制作用。更可以改善體質，為受孕作準備。但必須注意，如正接受西藥人工周期療法或人工受孕療程時，一定要告訴主診醫生，以免互相干擾。

補腎食療分為兩種類型，包括：

腎陰虛：桑椹子、黑芝麻、核桃、枸杞子、何首烏、蓮子等。

腎陽虛：羊肉、黑豆、松子、韭菜、菟絲子、仙茅、淫羊藿等。

針灸

試管嬰兒成功的第一步是要有好的卵子，第二步是有好的胚胎，第三步是有好的子宮內膜環境。

現代技術使前兩步有了很大的發展，但沒有好的子宮內膜環境，就猶如種子在壞的土壤上生長，還是不能生根發芽。

大量研究顯示，針灸可以疏經通絡，益氣活血，能夠起到調節神經內分泌功能、改善卵巢和子宮供血、增加子宮內膜厚度，減少子宮收縮。

有研究指出，那些接受試管嬰兒或單精子卵細胞漿內微型注射法（ICSI）並在月經周期後半段接受針灸治療的女性，無論是受孕率還是繼續妊娠率都較高。丹麥的一項研究顯示，如果在胚胎植入子宮的當天接受針灸治療，受孕率將得到最大程度的提高。這更證明了針灸可能有助於增加流向子宮的血液量，並能放鬆肌肉組織，因此能提高胚胎成功着牀的機率。針灸就能為孕卵着牀和發育供給更多營養，如同提供了溫暖、安靜、舒適的牀，有利於胚胎的着床，能為受孕創造良好的條件。

針灸作為一種非藥物療法，無外源性藥物的「毒副作用（即毒性反應與副作用的合稱）」。中醫通常會以中藥內服外敷調理身體，針對不同體質用藥，例如「發現濕熱下注的病人，會以龍膽瀉肝湯為他紓緩病情」。中醫亦會以針灸相輔，在任、督二脈上以針灸調理陰陽，常用的穴位包括氣海、關元、中極、歸來、三陰交及腎俞等。

針對不同體質患者的藥方

腎陽虛型

臨牀表現：面色蒼白、精神萎靡、小便清長、腰膝冷痛、性慾下降等。

治則：溫腎暖宮，調和衝任。

右歸丸加減

淫羊藿，艾葉，熟地，肉桂，菟絲子，枸杞子，杜仲，淮山，
當歸，製附子，山萸肉，鹿角膠

明代名醫張景岳「善補陽者，必於陰中求陽」的原則。用附子、仙靈脾、肉桂、鹿角膠培補養腎陽，溫裏祛寒，為君藥。熟地、山茱萸、枸杞、淮山養肝益腎，填精補腎，為臣藥。再佐以菟絲子、杜仲補腎益精，養肝補脾；加當歸補血養肝，並以艾葉溫經散寒。諸藥配伍，肝脾腎陰陽兼顧，但以溫補腎陽為主。

腎氣丸和四物湯加減

當歸，熟地，白芍，牡丹皮，茯苓，澤瀉，製附子，山萸肉，肉桂

以熟地滋陰補腎，為君藥。山萸肉、當歸、白芍補肝脾而活血，為臣藥。加以附子、肉桂之辛熱，助命門溫陽化氣。另又配澤瀉、茯苓利水滲濕泄濁，丹皮清泄肝火，三藥於補中助瀉，使邪去而補乃得力，並可防滋陰藥物之膩滯。諸藥合用，溫而不燥，滋而不膩，助陽化水，滋陰生氣，使腎陽振奮，氣化復常。

腎陰虛型

臨牀表現：顴紅、五心（雙手心、雙足心、心區）煩熱，小便黃赤、易煩躁、口乾、失眠等。

治則：滋腎養血，益陰清熱。

左歸丸加味

菟絲子，女貞子，金櫻子，枸杞子，桑寄生，鹿角膠，懷牛膝，山萸肉，熟地，杜仲

重用熟地以滋腎益精，為君藥。杜仲、桑寄生補肝益腎，山萸肉養肝滋腎，澀精斂汗，枸杞、女貞子補腎益精，養肝明目；鹿角膠峻補精髓；清虛熱涼血，均為臣藥。再以金櫻子固腎精；菟絲子、懷牛膝益肝腎，強腰膝，俱為佐藥。諸藥合用，共奏滋陰補腎，填精益髓之效。

左歸飲加味

桑寄生，女貞子，金櫻子，枸杞子，炙甘草，山萸肉，熟地，淮山，茯苓

方中熟地滋腎益精，為君藥。山萸肉養肝滋腎，澀精斂汗；淮山補脾養腎；茯苓利水滲濕；桑寄生、枸杞補腎強腰，養肝明目，均為臣藥。女貞子、金櫻子滋腎固精為佐藥，炙甘草調和諸藥。諸藥合用，適合腎陰不足之輕症。

氣血虛弱型

臨牀表現：面色萎黃、精神疲憊、聲音低微、月經量少、手足冰冷。

治則：大補氣血，佐以溫腎。

毓麟珠加減

當歸，生地，芍藥，川芎，黨參，白朮，茯苓，甘草，杜仲，
菟絲子，鹿角膠

菟絲子、鹿角膠、杜仲補腎強腰膝而益精髓；黨參、白朮、茯苓、甘草用以補氣，配當歸、生地、芍藥、川芎以養血。全方既養先天之精以生髓，又補後天脾氣以化血，並佐以調和血脈之品，使精血充足，衝任得養，胎孕乃成。

氣滯血瘀型

臨牀表現：愁眉不展、情緒低落、易悲傷及易哭、胸翳、月經色暗紅、易見血塊等。

治則：活血化瘀，疏肝理氣。

丹梔逍遙散加減

丹皮，薄荷，柴胡，白朮，茯苓，白芍，玄胡，當歸，甘草，五靈脂，焦山梔，煨薑片，川楝子

以柴胡疏肝解鬱，為君藥。白芍養血柔肝；當歸養血和血，並為臣藥。白朮、茯苓、甘草健脾益氣；佐以丹皮、薄荷、焦山梔疏解鬱熱，並以川楝子及玄胡疏肝行氣止痛，五靈脂活血化瘀止痛；煨薑片辛散達鬱，共為佐藥。全方常用於肝鬱血虛所致的月經不調。

少腹逐瘀湯加味

乾薑，桂枝，川芎，當歸，芍藥，延胡索，青皮，五靈脂，皂角刺

川芎、當歸、芍藥活血化瘀，青皮以行氣止痛；乾薑、桂枝、延胡索疏肝行氣，溫經止痛。蒲黃、五靈脂、皂角刺化瘀止痛，活血通經消癥。

肝氣鬱結型

臨牀表現：與氣滯血瘀型相似，經常表現情緒低落。

治法：疏肝解鬱，行氣養血。

開鬱種玉湯加減

當歸，香附，白朮，女貞子，丹皮，花粉，鬱金，合歡花，茯苓，白芍

當歸、白芍養血柔肝，女貞子補肝腎之陰；香附、鬱金、合歡花疏肝理氣，以解肝鬱；丹皮涼血活血；白朮、茯苓健脾胃以資化源；花粉清熱生津潤燥。全方共奏疏肝理脾，養血調經之效。

調經種玉湯

當歸，香附，茯苓，丹皮，熟地，生薑，乾薑，白芍，川芎，陳皮，
艾葉，玄胡索，吳茱萸

以熟地、當歸、白芍、川芎四物，滋陰養血調經；乾薑、吳茱萸溫經通脈為主；並以茯苓、陳皮健脾和胃；香附、丹皮、玄胡棠理氣化瘀止痛為輔；以生薑、艾葉溫經散寒調經為佐。全方共奏溫經養血之效，使其經調而胎孕可成。

痰濕內阻型

臨牀表現：面目浮腫，易見下肢水腫、面色蒼黃、易肥胖，自覺身重，易疲倦等。

治法：溫補脾腎，燥濕化痰養血。

蒼附導痰丸加減

蒼朮，香附，陳皮，薑半夏，茯苓，枳殼，當歸、川芎、澤蘭葉、甘草

薑半夏燥濕化痰，為君藥。臣以蒼朮、茯苓、陳皮燥濕健脾；香附、枳殼以理氣；當歸、川芎、澤蘭葉以養血活血止痛；甘草為使藥。

導痰湯加減

膽南星，枳殼，製半夏，防風，滑石，羌活，生薑片，川芎，茯苓，橘紅，車前子

以膽南星、製半夏燥濕化痰，為君藥。臣以茯苓、橘紅、枳殼以健脾行氣和胃；滑石、車前子以清熱祛濕，防風、羌活以祛風勝濕。佐以川芎活血行氣，祛風止痛，並以生薑辛散以助降逆和中。

中西結合的治療方法

西醫擅長處理器質性的病變及荷爾蒙治療，若檢查發現輸卵管阻塞或子宮肌瘤太大（>5cm）等器質問題導致不孕，建議先由西醫評估手術處理的必要性。

中醫擅長調整體質及改善腑臟功能。

中藥不含荷爾蒙，但許多「補腎陽」的藥物卻可以幫助黃體素在人體發揮的功能；中醫藉由調整體質來幫助排卵、提升卵子質量，例如有早發性卵巢衰竭的病人，能經由中醫調養後而懷孕。

中醫治療需從「整體」出發，身體各部位互有關聯、彼此影響，有時候可能把失眠、鼻子過敏、腹瀉、白帶等症狀改善，患者體質好轉，自然而然因此便懷孕了。

如果打算一年後要懷孕，至少要在三至六個月前就開始看中醫調理身體，才能把體質調整到適合懷孕的最佳狀態。

中醫藥全面的調養，能把身體調養到最適合懷孕的狀態。若能配合西醫的診斷與治療，中西醫配合，相輔相成，將可為不孕的患者提供最好的孕育機會。

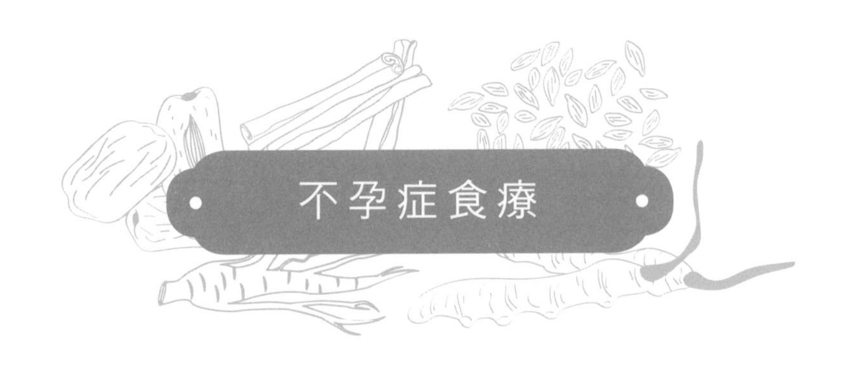

不孕症食療

雙子魚湯

材料
枸杞子 5 錢　　菟絲子 5 錢　　瘦肉半斤
紅衫魚 2 條　　生薑五片　　水適量
芫荽、蔥、香油、紹酒、胡椒粉、鹽適量

做法
1. 將紅衫魚整理乾淨，去內臟，用沸水略燙一下後，用涼水洗淨，在魚身的一面每隔一點五厘米寬切直刀。之後將芫荽洗淨切節，蔥切細絲和蔥花。將魚煎至金黃色。
2. 將油放到勺裏，置大火上燒沸，依次序放入胡椒粉、蔥花、薑末，隨後放入水、薑汁、紹酒、鹽，同時將魚肉放入沸水鍋燙四分鐘，取出後放入盛湯的鍋裏。
3. 將瘦肉及菟絲子用清水洗淨下鍋，置大火燒沸後，改小火燉一個半小時。加入枸杞子、蔥絲、芫荽段、醋、香油即成。

服用方法
本品可供佐餐，每日一次，宜常吃。

功效
滋陰養宮。

米酒炒海蝦

材料
鮮海蝦 5 両　米酒、紅蔥頭 、薑絲適量

做法
把海蝦洗淨去殼，放入米酒，浸泡十分鐘。將油放入熱鍋內燒沸，再以紅蔥頭爆鍋，加入蝦、鹽、薑連續翻炒至熟即成。

服用方法
每日一次，每次五十至一百克。

功效
補腎壯陽。

女性日常助孕方法

飲食調補

在月經來前三天應避免吃辛辣及冰冷食物，並注意腹部保暖；在月經過後五天要加強養腎、補血。如果再加上月經期間約七天的時間，即一個月當中大約有一半時間都需要注意飲食調養，才能養出健康的子宮。

作息正常，晚上十一時前入睡

根據經絡循行的時間作息是養生的根本。深夜是膽經、肝經的運行時間，身體正在修復，因此應在晚上十一時前入睡，內分泌、經期才會跟着正常。

如因工作需要，晚上十一、十二時才回到家，應趕快洗澡準備入睡，不要再看手機、玩電腦或看電視；最晚早上八時一定要起牀，假日可多睡半小時到一小時，別一直睡到下午；若是覺得累，中午可小睡約半小時，不要睡太久，以免影響晚上的睡眠。

如果是夜班工作，早上九時才回到家，這是脾胃經的運行時間，建議先吃個早餐為身體提供能量，待十一時後再睡覺二至四小時，才不會愈睡愈累。保持作息規律。

若因為輪班工作而導致日夜顛倒或失眠，建議在子時（晚上十一時至凌晨一時）閉目養神十五至三十分鐘，期間可喝枸杞茶、紅棗茶保養。

放鬆心態

儘管我們「求孕」心切，但是我們需要知道就算身體狀態優良、受孕與否，也是有一定的「天意」或「緣分」。在準備好懷孕的身體外，也要放鬆心情，隨遇而安。臨牀上成功的機會亦會提升。

一周運動至少三次

以伸展運動為主。運動都可以，若是能提升心肺功能的運動類型效果最好；運動以微冒汗為佳，不宜過度，以免氣隨汗脱，影響身體。一周三至四次，一次三十分鐘，再視乎個人體能慢慢增加，可幫助全身氣血循環更順暢。

均衡飲食

比起進補，平日三餐均衡、適量地吃攝取不同食物的養分，更為重要。平日應留意自己的體質，若容易腹瀉、偏寒性體質，就應少吃寒涼屬性的食物。

女子按年齡階段養宮及增加懷孕機會

第一是天癸要至。第二，任脈要通。第三，太衝脈要盛。

歲數	21	28	35	42
上古天真論	三七，腎氣平均，故真牙生而長極。	筋骨堅，髮長極，身體盛壯。	陽明脈衰，面始焦，髮始墮。	三陽脈衰於上，面皆焦，髮始白。
表現細節	智慧齒開始長。	筋骨堅強，頭髮也長得最茂密，身體也最強壯。	面部開始憔悴。面上開始長皺紋，顏色變得焦黑。頭髮也開始脫落。	面發黑、發黃，還有頭髮乾枯，出現了白頭髮。
	當生育功能發展到一定程度以後，腎氣會供給身體的其他肢體、器官促使他們生長、發育，這叫「平均」。	腎精和腎氣仍然往高處走，充實內臟組織和器官，外在的表現就是筋骨壯。筋壯表現出來有力量、有彈性，能夠反覆伸縮。腎是主骨生髓的。另外，頭髮好也是腎強壯的表現。	陽明脈衰就是指脾胃的功能出現了衰退。	五臟六腑的功能都有點衰退，脾腎也逐漸衰退。

歲數	21	28	35	42
表現總結	二十一歲女人的生理發育才到極限。	二十八歲是女人的生理高峰期。過了二十八歲，女性的身體就開始走下坡。	三十五歲的女人面色欠佳，發愁的事也多了。這種心理狀態又會影響到生理功能，當生理功能遭到破壞以後，又反過來加重心理負擔，便會形成了惡性循環。	四十二歲時，女人五臟六腑的功能衰退的消化和吸收功能同時衰減，開始老化。
養宮原則	溫宮調經	溫腎補血	健脾填精	調理五臟
生活	平日要做足保暖工作，少穿短裙、短褲。	減肥消耗身體大量能量，會導致寒氣趁虛而入，且快速減肥會消耗身體脂肪，少了小腹的脂肪會讓子宮保暖更不易。	減少接觸化學物，如香水、化妝品。	不宜在冷氣房中久坐。
情緒 壓力	**紓緩情緒與壓力：**發脾氣、壓力及情緒波動都容易引起氣血不暢，令子宮受影響，如果工作壓力過大，嚴重影響月經不調，應考慮應否轉工。			
飲食	少吃寒涼食物，多吃溫性食物，戒掉生冷、凍飲、瓜果。多吃補氣暖身的食物，如米飯、堅果類、番茄、洋蔥、黑木耳及菠菜等。			

不論任何年齡女性，日常可多按摩以下穴位：

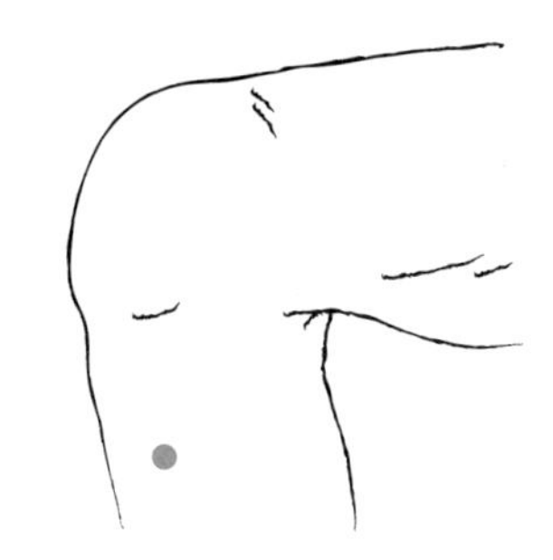

地機

定位：坐位時，小腿內側、膝下脛骨內側凹陷處四橫格（四隻手指的闊度），即是地機。

功效：調理脾胃，扶正培元。

主治：緩解痛經。

操作：用指腹按揉一分鐘。

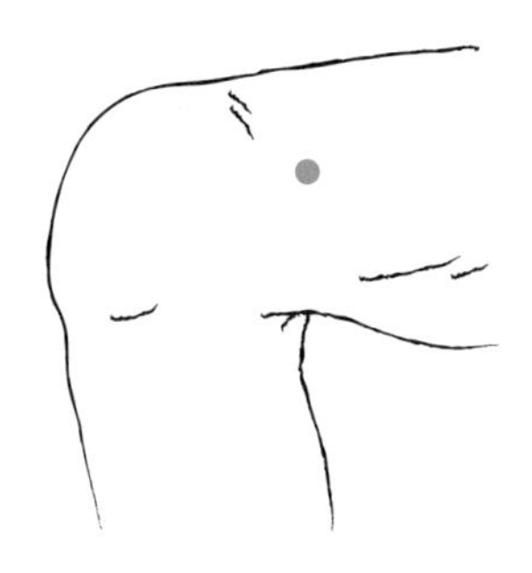

血海

定位：大腿內側，髕底內側端上兩寸，當股四頭肌內側頭隆起處。

功效：調血清血，宣通下焦。治療月經不調的經驗用穴。

主治：月經不調、經閉、暴崩、漏下惡血、功能失調性子宮出血等。

操作：穴位揉按、熱水袋暖敷、以艾灸盒溫灸等。

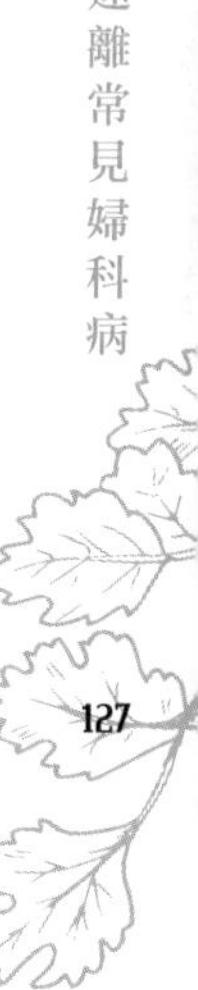

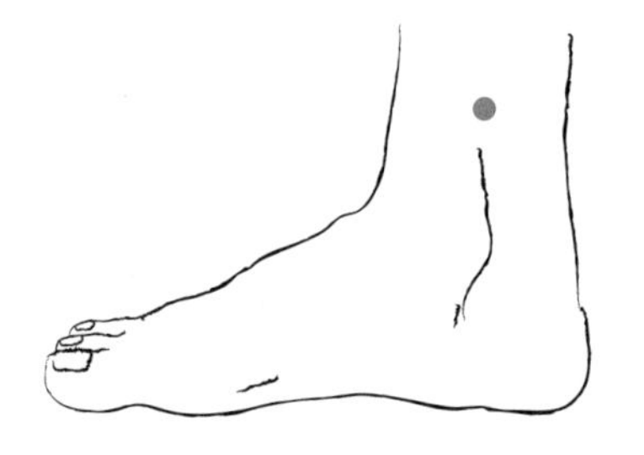

三陰交穴

定位：小腿內側，足內踝尖上三寸，脛骨內側緣後方。
功效：調補肝、脾、腎三經氣血，治療內分泌失調。
主治：月經不調、痛經、帶下、陰挺、不孕、滯產等婦產科病證。
操作：穴位揉按、熱水袋暖敷、以艾灸盒溫灸等。

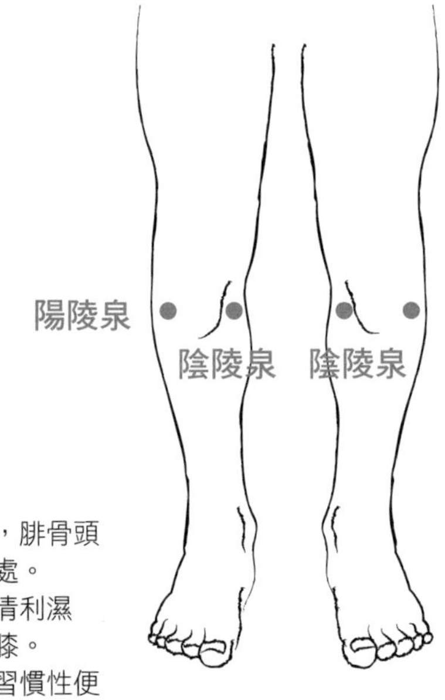

陽陵泉

定位：小腿外側部，腓骨頭前下方凹陷處。
功效：疏泄肝膽，清利濕熱，舒筋健膝。
主治：肝膽疾患、習慣性便秘、膝關節疾患。

陰陵泉

定位：小腿內側，脛骨內側髁後方凹陷處。
功效：運中焦，化濕滯，調膀胱，祛風寒。
主治：腹部不適、水腫、泌尿系統問題、遺精。

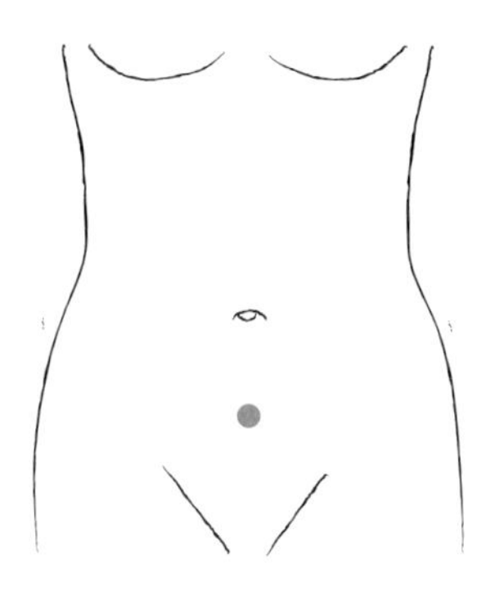

關元

定位：下腹部正中線，肚臍正中下三寸處。
功效：補腎益精、補益氣血、調血調經。養生保健按摩主穴。
主治：真陽不足、下焦虛寒、月經不調、脫肛及子宮脫垂、盆腔炎、功能失調性子宮出血、促進排卵、帶下病等。
操作：穴位揉按、熱水袋暖敷或艾灸。

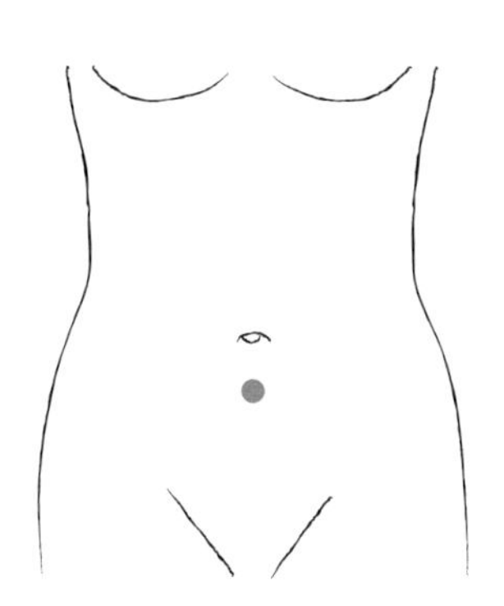

氣海

定位：下腹正中線，肚臍正中下1.5寸。
功效：理氣，益氣。
主治：月經不調，痛經，男子性功能障礙。
操作：穴位揉按，熱水袋暖敷或艾灸。

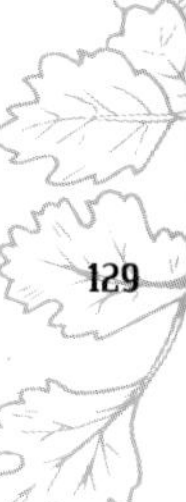

助孕一周膳食

助孕膳食分為寒底體質和熱底體質，
可按個人情況參考。

寒

南瓜枸杞大米粥

材料 大米 1 両　南瓜 2 両　枸杞子 5 錢　花生半両　鹽適量

做法

1. 先將大米加入 200 毫升水煮成粥，過程約半小時。
2. 再加入南瓜、枸杞子，再煲十五分鐘。
3. 用鹽調味即可。

功效

大米性平，味甘。歸肝、腎經。補肝腎，明目。本品含甜菜鹼、多糖、粗脂肪、粗蛋白、硫胺素（Thiamine）、核黃素（Riboflavin）、胡蘿蔔素（Carotene）、抗壞血酸、菸酸（Niacin）及鈣、磷、鐵、鋅等元素。具有升高外周白細胞、增強網狀內皮系統吞噬能力，增強細胞與體液免疫的作用；對造血功能有促進作用；還能抗衰老、抗突變、抗腫瘤、保肝及降血糖等。

南瓜性溫，味甘。歸脾、胃經。有補中益氣，降血脂，降血糖的功效。現代研究指出，南瓜含有大量的果膠，能降低人體吸收和降低血液膽固醇含量，防止動脈硬化。南瓜所含的纖維素，具有良好的降脂減肥和通便效果，南瓜還是一種低糖、低熱量的食物，並含有多種微量元素，適合作為減肥的食物。

枸杞性平，味甘。歸肝、腎經。有補精氣，堅筋骨，滋肝腎，止消渴，明目，抗衰老的作用。現代研究指出，枸杞有降血脂、降血壓、防止動脈硬化、保護肝臟，抑制脂肪肝，促進肝細胞再生，以及提高機體免疫功能，抗惡性腫瘤的效果。枸杞能降血糖，使身體不會過度亢進，這就是枸杞降火清肝的原因。

花生性平，味甘。歸肺、脾經。養血補脾、潤肺化痰、止血增乳，潤腸通便。

熱

冬瓜薏仁小米粥

材料　小米 1 両　冬瓜 1 両　生薏仁 6 錢　核桃適量

做法
1. 先將小米加入 200 毫升水煮成粥，過程約半小時。
2. 再加入冬瓜及生薏仁，再煲十五分鐘。
3. 用鹽調味即可。

功效　小米能養顏美容，明目養眼，促進消化，提高身體免疫力。

冬瓜性涼，味甘淡。歸肺、大腸、膀胱經。有清熱、消痰、利水、解毒、減肥的功效。現代研究指出，冬瓜不含脂肪，而含有葫蘆巴鹼（Trigonelline）和丙醇二酸（Tartronic acid）。前者對人體新陳代謝有獨特作用，後者能阻止體內的脂肪積聚，有效地阻止糖類轉化為脂肪。另外，冬瓜中含有大量維他命B，能改變食物中的澱粉和糖類，使其不會轉化為脂肪，因此能瘦體輕身。

薏仁性微寒，味甘、淡。歸脾、胃、肺經。利水滲濕、健脾、除痺、清熱排膿。成分主要含薏仁油、薏仁酯、脂肪油、胺基酸（Amino acid）等。薏仁油能阻止或降低橫紋肌攣縮作用，對子宮呈興奮作用。其脂肪油能使血清鈣、血糖量下降，並有解熱、鎮靜、鎮痛作用。

寒

韓式石鍋拌飯

材料

白飯 1 人份　菠菜 2 両　紅蘿蔔 1 條
雞蛋 1 隻　金針菇 1 両　冬菇 8 朵
韓式辣醬適量　生抽、黑芝麻、油適量

做法

1. 菠菜洗淨焓熟；紅蘿蔔洗淨切絲，在平底鍋抹上一層薄薄的油，炒熟；金針菇洗淨撕開；冬菇洗淨切絲。
2. 將雞蛋煎成太陽蛋。
3. 石鍋抹上一層薄薄的油，放入白飯壓實。於表面鋪上材料，把太陽蛋放在最高。
4. 石鍋放在火上加熱至有焦香，關火；加入辣椒醬和生抽調勻即可。

功效

雞蛋，蛋白，性涼，味甘；蛋黃，性平，味甘。歸心、腎經。有滋陰潤燥，養心安神的作用。蛋白清肺利咽，清熱解毒；蛋黃滋陰養血，潤燥熄風，健脾和胃。現代醫學指出雞蛋黃中的卵磷脂（Lecithin）、甘油三脂（Triglyceride）、膽固醇和卵黃素（Vitellogenin），對神經系統和身體發育有很大的作用。卵磷脂被人體消化後，可釋放出膽鹼，膽鹼可改善各個年齡組的記憶力；雞蛋中的蛋白質對肝臟組織損傷有修復作用。蛋黃中的卵磷脂可促進肝細胞的再生。

菠菜含有豐富的維他命A、維他命C、礦物質、β胡蘿蔔素（Beta Carotene）和鐵，也是維他命B6、葉酸（Folate）、鐵和鉀的來源，大量的抗氧化劑如維他命E和硒（Selenium）元素。促進生長發育、增強抗病能力，保障營養、增進健康，促進人體新陳代謝，抗衰老。

金針菇性寒，味甘、鹹，具有補肝、益腸胃、抗癌的功效，主治肝病、腸胃炎症、潰瘍、腫瘤等病症。金針菇中的鋅含量較高，對預防男性前列腺疾病較有幫助。而且金針菇還是高鉀低鈉食品，可防治高血壓，對老年人也有益。鮮金針菇含豐富的維他命B、維他命C、碳水化合物、礦物質、胡蘿蔔素（Carotene）、多種胺基酸（Amino acid）、植物血凝素（PHA）、多糖、牛磺酸（Taurine）、香菇嘌呤、麥冬甾醇、細胞溶解毒素、冬菇細胞毒素等。

紅蘿蔔富含糖類、脂肪、揮發油、胡蘿蔔素（Carotene）、維他命A、維他命B1、維他命B2、花青素（Anthocyanidin）、鈣、鐵等營養成分。紅蘿蔔不僅營養豐富，而且紅蘿蔔汁還可以袪斑美白。

冬菇性味甘、平、涼；歸肝、胃經。有補肝腎、健脾胃、益氣血、益智安神、美容顏之功效。還可化痰理氣，益胃和中，解毒，抗腫瘤，托痘疹。冬菇具有高蛋白、低脂肪、多糖、多種胺基酸（Amino acid）和多種維他命的菌類食物。能提高機體免疫功能，延緩衰老，防癌抗癌。

熱

雞蛋栗子肉餡

材料

雞蛋 2 隻　豆腐 1 両　豬肉 1 両　紅蘿蔔 1 條　冬菇 5 朵
栗子 6 粒　蔥花、薑蓉、冬菇、鹽、料酒、生抽、胡椒粉適量

做法

1. 先將豆腐、紅蘿蔔、冬菇洗淨切碎；豬肉切碎或攪碎。栗子去殼切粒。
2. 把雞蛋烚熟後以涼水降溫，去殼後將雞蛋分為兩份，把蛋黃取走。
3. 製作肉餡：把蛋黃、豆腐碎、肉碎、紅蘿蔔碎、栗子粒、蔥花、薑蓉及冬菇碎一起拌勻。用鹽、料酒、生抽及胡椒粉調味。
4. 將肉餡填滿雞蛋的蛋黃位置；隔水蒸十分鐘即可。

功效

雞蛋：蛋白，性涼，味甘；蛋黃，性平，味甘。歸心、腎經。有滋陰潤燥，養心安神的作用。蛋白清肺利咽，清熱解毒；蛋黃滋陰養血，潤燥熄風，健脾和胃。現代醫學指出雞蛋黃中的卵磷脂（Lecithin）、甘油三脂（Triglyceride）、膽固醇和卵黃素（Vitellogenin），對神經系統和身體發育有很大的作用。卵磷脂被人體消化後，可釋放出膽鹼，膽鹼可改善各個年齡組的記憶力；雞蛋中的蛋白質對肝臟組織損傷有修復作用。蛋黃中的卵磷脂可促進肝細胞的再生。

豆腐性涼，味甘。歸脾、胃、大腸經。有益氣寬中，生津潤燥，清熱解毒的功效。現代醫學亦指豆腐中含有豐富的鈣，對齒、骨骼的生長發育有益，而且豆腐不含膽固醇，為高血壓、高血脂、高膽固醇及動脈硬化、冠心病患者的藥膳佳餚；豆腐含有豐富的植物雌激素，對防治骨質疏鬆症有良好的功效；豆腐中所含的固醇、豆固醇（Stigmasterol），均有抑癌的功效。

豬肉，性平，味甘、鹹。歸脾、胃、腎經。有滋陰，潤燥，益氣的功效。現代藥理認為豬肉能夠提供身體所需的蛋白質、脂肪、維他命及礦物質，能幫助修復身體組織、加強免疫力、保護器官功能。豬肉所含的磷能製造骨骼與牙齒所需的營養、幫助神經功能保持正常。豬肉也可以提供血紅素鐵和促進鐵吸收的半胱氨酸（Cysteine），能改善缺鐵性貧血。

紅蘿蔔富含糖類、脂肪、揮發油、胡蘿蔔素（Carotene）、維他命A、維他命B1、維他命B2、花青素（Anthocyanidin）、鈣、鐵等營養成分。紅蘿蔔不僅營養豐富，而且紅蘿蔔汁還可以祛斑美白。

栗子性溫，味甘。歸脾、胃、腎經。養胃健脾，補腎強筋，活血止血。

寒

清蒸蓮子黃花魚

材料 黃花魚1條　蓮子6錢
橄欖油、鹽、白酒、生抽、青椒絲、薑絲、葱花適量

做法
1. 先將黃花魚洗淨，在魚的兩面剘花斜切，先用白酒再用鹽均勻抹在魚身上。將蓮子切粒，放於魚肚內。
2. 用一半的薑絲放入盆底，再放上魚，餘下的薑絲和蔥花加入魚身，當鍋中的水滾開後將魚以大火蒸十分鐘，之後把魚身的薑絲和蔥花去掉即成。

湯

四子燉豬腿

材料 枸杞子6錢　茺蔚子5錢　豬腿半斤
覆盆子5錢　菟絲子6錢

做法 豬 汆水後，將所有材料隔水燉三小時即可。

功效 黃花魚，味甘，性平。能健脾益氣，開胃消食。治食慾不振、下利、失眠症、心悸、健忘。含有豐富的蛋白質、微量營養素和維他命，為人體帶來很好的補益作用，對於體質虛弱和中老年人來說，黃花魚是絕佳的食療。黃花魚含有豐富的微量營養素硒（Selenium），能清除人體代謝產生的自由基，能延緩衰老，並對各種癌症有防治功效。但對其過敏，易發濕疹者不宜食用。

蓮子性平，味甘、澀。歸心、脾、腎經。能補虛損，養心神、健脾止瀉、補腎止遺。

枸杞子性平，味甘。歸肝、腎經。有補精氣，堅筋骨，滋肝腎，止消渴，明目，抗衰老的作用。現代研究指出，枸杞有降血脂，降血壓，防止動脈硬化，保護肝臟，抑制脂肪肝，促進肝細胞再生，以及提高機體免疫功能，抗惡性腫瘤的效果。枸杞能降血糖，使身體不會過度亢進，降火清肝。

覆盆子性味甘、酸、微溫。歸肝、腎經。益肝腎，固精，縮尿，明目。覆盆子含豐富的維他命C、維他命E、胡蘿蔔素（Carotene）、超氧化迪，與及無機礦物如鈣、鎂、鉀、鈉、銅、鋅、鐵、錳、鎳及硒（Selenium）；另含果糖（Fructose）和葡萄糖。

茺蔚子味甘、辛，性微寒。小毒。歸肝經。活血調經，清肝明目。

菟絲子性溫，味甘。歸肝、腎、脾經。補腎固精，養肝明目，止瀉，安胎。含樹脂　、糖類、黃酮類化合物（Flavonoids）等。能增強心臟收縮力；抑制腸運動；興奮離體子宮；延緩白內障的發展。另外，菟絲子可提高性能力和改善生殖內分泌，可補脾胃虛弱而防止流產。

晚餐 Dinner

熱

XO 醬四季豬腰炒蜆

材料　豆角 2 両　鮮蜆 10 顆　XO 醬 1 大匙　豬腰 1 個　辣椒、鹽適量

做法
1. 先將豆角洗淨切段，擦乾；把鮮蜆洗淨，擦乾。將豬腰切條狀。
2. 在平底鍋抹上一層薄薄的油，略炒豆角五至十分鐘。當豆角開始變軟時，加入豬腰條炒至半熟，再倒入鮮蜆。
3. 待鮮蜆微微開口之際，隨即加入 XO 醬，炒至兩者混合好。
4. 在關火前，以鹽和辣椒調味，再稍稍略炒即成。

湯

蔬菜排骨湯

材料　蘆筍 1 両　紅蘿蔔 1 條　竹筍 2 両　排骨 4 両　黑豆 1 両

做法　先將排骨汆水，再把其他材料洗淨。之後將所有材料以清水煲一小時；用鹽調味即可。

功效　豆角性平，味甘。歸脾、胃、腎經。有補腎益精，健脾益氣，止消渴的功效。現代藥理指出豆角含豐富維他命B、C和植物蛋白質，能使人頭腦寧靜。此外，豆角能調理消化系統，消除胸膈脹滿；還可防治急性腸胃炎、嘔吐腹瀉。

蜆味鹹、性寒。歸胃、肝、膀胱經。具有滋陰潤燥、利尿消腫、軟堅散結、明目、化痰之功效。蜆含有高蛋白、高微量元素、高鐵、高鈣、少脂肪。蜆不僅味道鮮美，而且營養全面，包括：蛋白質、脂肪、碳水化合物、鐵、鈣、磷、碘、維他命、胺基酸（Amino acid）和牛磺酸（Taurine）等，是一種低熱能、高蛋白，能防治中老年人慢性病的理想食品。

黑豆性平，味甘澀。歸脾腎經。活血，利水，祛風，解毒。

豬腰性平，味甘、鹹。補腎利水，止遺止汗。

蔬菜中豐富的維他命、胡蘿蔔素（Carotene）和胺基酸（Amino acid），與排骨中的營養成分混合後就可以發揮出更大的養生保健功效。

竹筍是一種營養豐富的食材，不但含有大量植物蛋白，還含有多種胺基酸（Amino acid）與維他命，脂肪含量特別低，平時食用竹筍能預防三高（高血壓、高膽固醇及高血糖），也能減肥瘦身，另外竹筍中還含有微量元素磷和鐵，以及鈣等營養成分，能補益氣血也能補鈣壯骨。

蘆筍的蛋白質組合具有人體必需的各種胺基酸（Amino acid），含量比例恰當，無機鹽元素中有較多的硒（Selenium）、鉬、鎂、錳等微量元素，還含有大量以天門冬醯胺為主體的非蛋白質含氮物質和天門冬氮酸（Asp）。經常食用對心臟病、高血壓、心率過速、疲勞症、水腫、膀胱炎、排尿困難等病症有一定療效。同時，蘆筍對心血管病、血管硬化、腎炎、膽結石、肝功能障礙和肥胖均有益。

寒

吞拿魚飯糰

材料

珍珠米 2 両	黑芝麻 10 克	海苔 5 片
粟米粒 5 錢	吞拿魚 1 両	壽司醋適量

做法

1. 先把珍珠米、黑芝麻洗淨，加入適量的水，用電飯煲煮成飯。
2. 將粟米粒加入電飯煲焗熟。
3. 把飯放涼至 40 度左右，加入壽司醋，攪拌均勻。
4. 取拳頭般大小的飯，鋪在保鮮紙上。在中間放上吞拿魚。最後把保鮮紙捏緊成三角形，包上紫菜即可。

功效

吞拿魚能補虛壯陽、除風濕、強筋骨、調節血糖，對性功能減退、糖尿病、虛勞陽痿、風濕痹痛、筋骨軟弱等症均有防治之效。

黑芝麻性甘，味平。歸肝、腎、大腸經。補肝腎，益精血，潤腸燥。黑芝麻的主要營養成分包括：鉀、鈣、鎂、多酚（Polyphenol）、鞣質（Tannin）、菸酸（Niacin）、精胺酸（Arginine）、色胺酸（Tryptophan）、芝麻素、維他命C、維他命E、亞油酸。黑芝麻有益肝、補腎、養血、潤燥、烏髮、美容作用，是極佳的保健美容食品。

熱

三文魚飯糰

材料

糙米 2 両	亞麻籽 3 錢	海苔 5 片
甘荀粒 6 錢	三文魚 30 克	壽司醋適量

做法

1. 先把糙米、亞麻籽洗淨，加入適量的水，用電飯煲煮成飯。
2. 將粟米粒加入電飯煲焗熟。
3. 把飯放涼至 40 度左右，加入壽司醋，攪拌均勻。
4. 取拳頭般大小的飯，鋪在保鮮紙上。在中間放上三文魚，最後把保鮮紙捏緊成三角形，包上紫菜即可。

功效

亞麻籽味甘。具有治麻風、皮膚癢疹、脱髮、大便乾燥的功效。亞麻籽含黏膠及油，故有潤滑、緩和刺激的作用，可用於治療局部炎症。內服亞麻籽可治療消化道、呼吸道及泌尿道炎症。亦可改善女性經前綜合症。

三文魚性味甘平。具有補虛勞、健脾胃、暖胃和中、降血壓、防治心血管疾病、增強腦功能、防治認知障礙、防視力減退的功效。另外亦可治消瘦、水腫、消化不良等脾胃病症。

寒

意大利野菇雞肉燉飯

材料

意大利飯 1 份　雞湯（或上湯）　白酒
（三者比例為 1 克米飯：1 毫升白酒：1 毫升雞湯／上湯）
雞腿肉 2 両　　雞髀菇一包（2 両）
洋蔥半個　　　甜羅勒碎、蒜頭適量

做法

1. 將洋蔥、菇類、甜羅勒和蒜頭切碎。
2. 把雞腿肉切粒略為煎香，然後加入所有材料，炒至均勻。
3. 加入白酒和雞湯（或上湯），煮滾至收汁。
4. 上碟前加上甜羅勒即可。

功效

洋蔥性溫，味辛。歸肺、大腸、胃經。有祛風發汗，降血壓、降血脂、降血糖，抗癌的功效。現代研究指出，洋蔥能溶解血栓，抑制高脂肪飲食而引起的血膽固醇升高，有助於改善動脈粥樣硬化。另外，洋蔥含有前列腺素A，能降低外周血管阻力、血液黏稠度，使血壓下降。洋蔥中的硒（Selenium）含量較多，能刺激人體的免疫反應，使環腺苷酸（cAMP）增加，抑制癌細胞的分裂和生長，產生抗癌作用。洋蔥中的半胱氨酸（Cysteine）能抗衰老。洋蔥富含鈣質，能預防中老年人骨質疏鬆症。

雞肉，性溫，味甘。歸脾、胃經。有溫中、益氣、補精的功效。現代藥理指出雞肉含優質蛋白質、脂肪含量少，能增強體力、強壯身體；雞腿肉富含鐵質，可改善缺鐵性貧血。

熱

芹菜炒鮮魷

材料

鮮魷魚 1 條　芹菜 2 両　三色甜椒各 1/3 個
蒜末、油、豉油、糖適量

做法

1. 將魷魚洗淨，切件；把芹菜、三色甜椒洗淨，切段。
2. 在平底鍋抹上一層薄薄的油，先爆蒜末，再炒魷魚及芹菜。
3. 在魷魚將近熟透前，倒入三色甜椒，用豉油和糖調味，再略炒即可。

功效

芹菜，性涼，味甘。歸肺、胃、肝經。有促進食慾、降低血壓、健腦、清腸利便、解毒消腫、促進血液循環的功效。

魷魚性平，味鹹。歸肝、腎經。能滋陰養胃、補虛潤膚。魷魚含豐富鈣、磷、鐵元素，有利於骨骼發育和造血，能有效治療貧血。魷魚除了含有豐富蛋白質和人體所需的胺基酸（Amino acid）外，還含有大量牛磺酸（Taurine），可抑制血液中的膽固醇含量，緩解疲勞、恢復視力、改善肝臟功能。

助孕一周膳食 Day 2

寒

薑汁燒肉

材料 豬肉 3 両　薑（切絲）3 錢　醬油、米酒、砂糖適量　松子仁 3 錢

做法
1. 先把薑磨汁；然後用薑汁、醬油、米酒、砂糖把豬肉醃十五分鐘。
2. 平底鍋抹上一層薄薄的油，大火爆炒至熟即可。
3. 最後加入松子仁。

湯

活血排卵湯

材料
當歸 3 錢　丹參 4 錢　瘦肉 3 両　生薑少許
白芍 2 錢　澤蘭 3 錢　無花果 2 顆

做法 先將瘦肉氽水，再把所有材料以清水煲一小時。

功效
豬肉，性平，味甘、鹹。歸脾、胃、腎經。有滋陰，潤燥，益氣的功效。現代藥理認為豬肉能夠提供身體所需的蛋白質、脂肪、維他命及礦物質，能幫助修復身體組織、加強免疫力、保護器官功能。豬肉所含的磷能製造骨骼與牙齒所需的營養、幫助神經功能保持正常。豬肉也可以提供血紅素鐵和促進鐵吸收的半胱氨酸（Cysteine），能改善缺鐵性貧血。

薑性溫，味辛。歸肺、胃、脾經。有發汗散寒，溫中止嘔，祛寒痰，解魚、蟹肉葷毒。現代研究指出，薑有抗過敏、抗腫瘤、抗氧化、降低膽固醇、止嘔的作用。

松子仁性溫，味甘，歸肝、肺、大腸經。養陰潤肺，滑腸。

當歸味甘、辛，性溫。歸肝、心、脾經。有活血止痛、補血調經和潤腸通便的功效。當歸主要含蔗糖、多種胺基酸（Amino acid）、揮發油、正丁烯、內酯、菸酸（Niacin）、阿魏酸（Ferulic acid）和半萜類化合物，還含有維他命A、維他命E、精氨酸及多種礦物質。增強免疫、抗炎、保肝、抗輻射、抗氧化和清除自由基等。另外，還能調節子宮平滑肌。

赤芍味苦，性微寒。歸肝經。有清熱涼血，活血化瘀，止痛功效。能改善心功能、肺功能、保肝等作用。

丹參性微寒，味苦。歸心、肝經。功效祛瘀止痛，活血通經，清心除煩。丹參具有抗血小板凝聚、降低血液黏度及調節內外凝血系統的功能，能安全又可靠的治療心臟血管疾病。同時對月經不調、經閉痛經、血行不暢、跌打損傷、瘡瘍腫痛、心煩失眠、心絞痛等病症有一定療效。

澤蘭味苦、辛，性微溫。歸肝、脾經。具有活血化瘀，行水消腫的功效。適用於月經不調，經閉，水腫。

熱

照燒汁雞腿肉

材料

雞腿肉 3 両　料酒 4 茶匙　蜂蜜 1 茶匙　薑適量
椰菜 2 両　日式醬油 4 茶匙　老抽 1 茶匙　紅糖適量

做法

1. 用紅糖、3 茶匙料酒和 3 茶匙日式醬油醃製雞腿肉約一小時，冷藏在冰箱中。
2. 用 1 茶匙日式醬油、1 茶匙老抽、1 茶匙料酒和蜂蜜調成照燒汁。
3. 把調好的照燒汁以小火加熱至焦糖色。
4. 煎香雞腿肉至金黃色，塗上照燒汁。
5. 待椰菜焓熟即可。

湯

豬手雪梨湯

材料

豬手 1 隻　大豆 2 両　鹽適量
雪梨 2 個　薑 3 片　刀豆一両

做法

1. 將豬手洗淨切塊，氽水備用；雪梨去芯，切塊備用。
2. 把所有材料，連同適量水放在燉盅內，隔水燉九十分鐘。最後用薑、鹽調味即可。

功效

雞肉，性溫，味甘。歸脾、胃經。有溫中、益氣、補精的功效。現代藥理指出雞肉含優質蛋白質、脂肪含量少，能增強體力、強壯身體；雞腿肉富含鐵質，可改善缺鐵性貧血。

椰菜性平，味甘。歸脾、胃經。能提高人體免疫力，預防感冒。椰菜亦是著名的抗癌蔬菜，而多吃椰菜可增進食慾，促進消化，預防便秘。椰菜也是糖尿病和肥胖患者的理想食物。

豬手含有豐富的膠原蛋白，具有延緩衰老的作用。

雪梨具有清肺美膚的作用。

大豆含有豐富的植物雌激素，有利於女性美容養顏。

刀豆性溫，味甘。歸胃、肝、腎經。能溫中降逆，補腎。

寒

韭菜煎餃

材料

韭菜 1 両　水 5 湯匙　蔥花、油適量

豬肉 1 両　低筋麵粉 5 湯匙

做法

1. 攪拌好麵粉和水。將韭菜碎及肉碎拌勻，加入適量鹽作餡，做成餃子。
2. 於平底鍋抹上一層薄薄的油，以中火加熱。待油溫夠高時，把餃子均勻地放在鍋內。然後隨即加入麵粉水。
3. 蓋上鍋蓋，燜蒸約八分鐘。當煎餃的餅皮變得薄脆時，加上蔥花即完成。

功效

韭菜味辛，性溫。歸肝、胃、腎、肺、脾經。能有效補腎溫陽、益肝健胃、行氣理血、潤腸通便。韭菜中含有植物性芳香揮發油，具有增進食慾的作用。

熱

蒸芹菜餃

材料　芹菜 1 両　豬肉 1 両　低筋麵粉 5 湯匙

做法
1. 將芹菜及豬肉剁碎作餡，做成餃子。
2. 水滾後蒸 20 分鐘即可。

功效　芹菜，性涼，味甘。歸肺、胃、肝經。有促進食慾、降低血壓、健腦、清腸利便、解毒消腫、促進血液循環的功效。

寒

日式炒麵

材料

拉麵 1 份　　椰菜 6 錢　　紅蘿蔔半條
雞胸肉（去皮）1 両　　小白菜 3 顆

做法

1. 將拉麵以滾水燙至半熟；雞胸肉、椰菜、小白菜、紅蘿蔔洗淨，切絲。
2. 將所有配料炒熟，加入拉麵後再翻炒。調味後即成。

功效

椰菜性平，味甘。歸脾、胃經。能提高人體免疫力，預防感冒。椰菜亦是著名的抗癌蔬菜，而多吃椰菜可增進食慾，促進消化，預防便秘。椰菜也是糖尿病和肥胖患者的理想食物。

紅蘿蔔富含糖類、脂肪、揮發油、胡蘿蔔素（Carotene）、維他命A、維他命B1、維他命B2、花青素（Anthocyanidin）、鈣、鐵等營養成分。紅蘿蔔不僅營養豐富，而且紅蘿蔔汁還可以祛斑美白。

雞肉，性溫，味甘。歸脾、胃經。有溫中，益氣，補精的功效。現代藥理指出雞肉含優質蛋白質、脂肪含量少，能增強體力、強壯身體；雞胸肉的維他命B含量最高，能恢復疲勞、保護皮膚。

熱

翡翠烏冬

材料

烏冬 1 份	生菜半個	翠玉瓜半個
雞柳 1 両	洋蔥 1/4 個	蠔油、豉油、糖適量

做法

1. 將雞柳、生菜、洋蔥和翠玉瓜洗淨切絲。
2. 在平底鍋抹上一層薄薄的油，將雞柳炒至半熟。然後加入烏冬快炒（加入少許水更能炒開烏冬）。
3. 把烏冬炒開後加入生菜、洋蔥和翠玉瓜快炒。
4. 最後以蠔油、豉油和糖調味即可。

功效

翠玉瓜性寒、味甘，歸肺、胃、腎經。具有清熱利尿、除煩止渴、潤肺止咳、消腫散結的功能。翠玉瓜含豐富水分，有潤澤肌膚的作用，同時調節人體代謝，具有減肥、抗癌防癌的功效。另外，翠玉瓜利水通淋。可治水腫、腹脹、黃疸、淋病，促進身體新陳代謝。

洋蔥性溫，味辛。歸肺、大腸、胃經。有祛風發汗，降血壓、降血脂、降血糖，抗癌的功效。現代研究指出，洋蔥能溶解血栓，抑制高脂肪飲食而引起的血膽固醇升高，有助於改善動脈粥樣硬化。另外，洋蔥含有前列腺素A，能降低外周血管阻力、血液黏稠度，使血壓下降。洋蔥中的硒（Selenium）含量較多，能刺激人體的免疫反應，使環腺苷酸（cAMP）增加，抑制癌細胞的分裂和生長，產生抗癌作用。洋蔥中的半胱氨酸（Cysteine）能抗衰老。洋蔥富含鈣質，能預防中老年人骨質疏鬆症。

雞肉，性溫，味甘。歸脾、胃經。有溫中，益氣，補精的功效。現代藥理指出雞肉含優質蛋白、脂肪含量少，能增強體力、強壯身體。

寒

韓式牛肉鍋

材料 泡菜 5 錢　大蔥 1 條　牛肉 1 両　韓式辣醬適量
蔬菜材料（按個人口味，建議比例是 3 份蔬菜：1 份牛肉）

做法
1. 大蔥洗淨切段，炒香。
2. 用泡菜、韓式辣醬和大蔥作為湯底。
3. 用大火煮滾湯底，先加入蔬菜。當蔬菜將近煮熟時加入牛肉。肥牛煮熟後即可。

湯

調衝任助孕湯

材料 製黃精 4 錢　熟地 5 錢　炙甘草 2 錢　牛骨 100 克　龍眼肉 5 粒

做法 牛骨洗淨汆水後，將所有材料煲清水三小時。

功效
泡菜的主材料是各種蔬菜，並佐以調味料製作而成，因此含有豐富植物纖維，熱量比較低，有助於調節體重。而且辣椒中含有豐富的辣椒素，可以促進新陳代謝，燃燒脂肪，有利於塑身。醃製成熟的泡菜每克含有約一億個乳酸菌，最高能達到相同重量的四倍乳酸。乳酸菌不僅對腸道有好處，還能為泡菜帶來抗菌性。此外，泡菜含有豐富的維他命B、維他命C、鈣、磷、鐵等無機物，而且泡菜中的纖維質也能幫助食物和消化酶（Digestive enzymes）融合，增進消化和吸收，對預防便秘和大腸癌也有良好功效。

蔥頭性溫，味辛。歸肺、胃經。有發汗解表，散寒通陽的功效。現代研究指出，蔥白有抗菌、祛痰、利尿、壯陽的作用。

牛肉性平，味甘。歸脾、胃經。有補脾胃，益氣血，強筋骨的功效。現代藥理認為牛肉中的維他命A和維他命B可以預防貧血，牛肉含有的豐富鐵質可預防缺鐵性貧血；蛋白質、胺基酸（Amino acid）、醣類因容易被人體吸收，最為生長發育時的細胞組織所需要。

黃精味甘，性平，無毒。能補中益氣，益脾潤肺，去除風濕，可以延年益壽。有抗缺氧、抗疲勞、抗衰老作用。亦能增強免疫功能，加強新陳代謝。降血壓、降血糖、降血脂，防止動脈粥樣硬化。有延緩衰老和抗菌等作用。

熟地性微溫，味甘。歸肝、腎經。有養血滋陰，補精益髓的功效。

炙甘草味甘，性平。能補脾和胃，益氣復脈。

牛骨味甘，性溫，無毒。具有壯陽強精，助人取暖，使人胃口大開的作用。含豐富蛋白質、脂肪、維他命和鈣質等多種為人體所吸收的營養成分，以其烹製而成的湯富含營養精華，有促進人體鈣質吸收，提高免疫力，健脾開胃的作用，特別適合體質虛弱，胃口不佳，腰痠背痛者飲用。

熱 菜心肉碎燴豆腐

材料 豬肉 2 両　菜心 3 両　豆腐 2 両　蒜蓉、薑、鰹魚汁適量

做法
1. 先將豬肉攪碎，用鰹魚汁醃味；菜心灼至半熟，放涼，切粒。
2. 燒熱油鑊，爆香薑和蒜蓉後，加入豬肉炒至半熟，再放入菜粒及豆腐煮至全熟即可。

湯 杜仲鴨湯

材料

杜仲 5 錢　無花果 2 顆　薑 2 片　肉蓯蓉 6 錢
鴨肉 4 両　陳皮 1 片　鹽少許　無花果 2 粒

做法
1. 金銀花洗淨；陳皮洗淨去囊；鴨肉洗淨汆水。
2. 將所有材料以清水煲兩小時。最後用鹽調味即可。

功效

豬肉，性平，味甘、鹹。歸脾、胃、腎經。有滋陰，潤燥，益氣的功效。現代藥理認為豬肉能夠提供身體所需的蛋白質、脂肪、維他命及礦物質，能幫助修復身體組織、加強免疫力、保護器官功能。豬肉所含的磷能製造骨骼與牙齒所需的營養、幫助神經功能保持正常。豬肉也可以提供血紅素鐵和促進鐵吸收的半胱氨酸（Cysteine），能改善缺鐵性貧血。

豆腐性涼，味甘。歸脾、胃、大腸經。有益氣寬中，生津潤燥，清熱解毒的功效。現代醫學亦指豆腐中含有豐富的鈣，對齒、骨骼的生長發育有益，而且豆腐不含膽固醇，為高血壓、高血脂、高膽固醇及動脈硬化、冠心病患者的藥膳佳餚；豆腐含有豐富的植物雌激素，對防治骨質疏鬆症有良好的功效；豆腐中所含的固醇、豆固醇（Stigmasterol），均有抑癌的功效。

菜心營養豐富，含豐富蛋白質、脂肪、碳水化合物、膳食纖維、維他命、鈣、鐵等，對人體有極佳的保健作用。

鴨肉性寒，味甘、鹹。歸脾、胃、肺、腎經。有大補虛勞，滋五臟之陰，清虛勞之熱、補血行水、養胃生津、清熱健脾、虛弱浮腫的功效。鴨肉是肉類中含維他命B和維他命E比較多的一種。菸酸（Niacin）作為人體內兩種重要輔酶成分，在細胞呼吸中起作用。菸酸與碳水化合物、脂肪和蛋白質能量的釋放有關，還參與脂肪酸、蛋白質和脫氧核醣核酸的合成。對心肌梗塞等心臟病人有保護作用。

杜仲性溫，味甘。補肝腎，強筋骨，安胎。

肉蓯蓉性溫，味甘、鹹。補腎陽、益精血，潤腸通便。

寒

熱香餅

材料

藍莓 10 粒　　雞蛋 2 隻
低筋麵粉 20 克　　蜂蜜、牛油適量

做法

1. 將藍莓攪拌至藍莓蓉備用。
2. 把蛋打勻，加入低筋麵粉，拌勻成麵糊後。再加入藍莓蓉攪拌均勻。
3. 在平底鍋抹上一層薄薄的牛油，將一大湯匙麵糊加入鍋中。當麵糊凝固，再翻煎另一邊，約兩分鐘後起鍋，重複數次。
4. 把剩下的藍莓蓉和蜂蜜攪拌成醬。淋在熱香餅上即可。

功效

藍莓性味甘平，是藥食同源的功能性保健水果。功效清肝明目、降脂降壓。具有修復人體生理機能、調理慢性疾病、增強視力、消除眼睛疲勞、養顏肌膚、延緩腦神經衰老、改善糖尿病引起的微血管病、增強心臟功能、預防認知障礙等功能。

熱

熱香餅

材料

香蕉 1 根　雞蛋 1 隻　牛油適量
低筋麵粉 20 克　蜂蜜 1 湯匙

做法

1. 將香蕉攪拌至香蕉蓉備用。
2. 把蛋打勻，加入低筋麵粉，拌勻成麵糊後。再加入香蕉蓉攪拌均勻。
3. 在平底鍋抹上一層薄薄的牛油，將一大湯匙麵糊加入鍋中。當麵糊凝固，再翻煎另一邊，約兩分鐘後起鍋，重複數次。
4. 把餘下的香蕉蓉和蜂蜜攪拌成醬。淋上熱香餅即可。

功效

香蕉味甘，性寒。歸肺、大腸經。具有清熱、保護胃黏膜、降血壓、通便潤腸道、安神助睡眠、保持心情愉悅、抗癌和解酒功效。

寒

焗鯖魚

材料 鯖魚柳 1 條　香茅 4 錢　薰衣草 1 錢　淮鹽適量

做法

1. 先將鯖魚柳洗淨，擦乾並在魚皮面 成「井」字。
2. 在烤盤底部鋪上香茅，然後放上鯖魚柳，在鯖魚柳表面撒少量淮鹽和薰衣草，最後用錫紙蓋頂。
3. 焗爐先以 220 度預熱，再用 220 度焗約十分鐘。當嗅到魚香味，出爐即可。

功效

鯖魚魚油中的奧米加3（Omega-3）不飽和脂肪酸是人體無法自行合成的，需透過食物攝取，可減緩癌細胞生長、防血栓、降血壓、膽固醇和血脂，並有助視力發育。鯖魚的EPA（二十碳五烯酸）、DHA（二十二碳六烯酸）含量特別多，在所有魚類中只僅次於吞拿魚，能夠防止血液凝固、降低壞膽固醇並增加好膽固醇，也能減少發炎。

香茅性溫，味辛。有疏風解表，祛瘀通絡的功效。治感冒頭痛、胃痛、洩瀉、風濕痺痛、跌打損傷。

薰衣草性涼，味辛。有清熱解毒、散風止癢的功效。薰衣草茶可以淨化心緒，舒解壓力、鬆弛神經、幫助入眠、可驅風、鎮靜、消除腸胃脹氣、腹瀉、頭暈等。亦能安定神經、紓解壓力，可令緊張情緒快速鬆弛，解除焦慮，幫助入眠，具促進食慾、養顏美膚的功效。

熱

清炒淮山絲（三人份）

材料 淮山 1 條　三色甜椒各 1 個　木耳 1 両　鹽、油、白醋適量

做法
1. 先將淮山去皮，然後連同木耳和三色椒洗淨，切絲。
2. 在平底鍋抹上一層薄薄的油，先炒淮山，再略炒三色甜椒和木耳。最後調味即可。

功效 淮山性平，味甘。歸肺、脾、腎經。有健脾胃，補肺氣，益腎精的功效。現代藥理指出，淮山的重要成分之一多巴胺（Dopamine），具有擴張血管、改善血液循環的作用。淮山還具有提升免疫力，改善消化功能、降血糖、降血脂、延緩衰老、抗腫瘤、腎臟再生和調節酸鹼平衡等作用。

黑木耳性平，味甘。歸胃、大腸經。有滋養益胃，補氣強身，補血止血的功效。現代研究指出，黑木耳富含人體必需的八種胺基酸（Amino acid）、鐵、鈣等，其中所含的植物膠質能止血、吸附細小纖維及纖維性粉塵，有潤肺、清肺的作用。膳食纖維則能清理腸胃。另外，多糖類成分能清除自由基，具有抗氧化活性，治療心血管系統疾病；能保肝護肝、抗腫瘤。

寒

黃酒田雞腿

材料　田雞腿 4 隻　黃酒 10 毫升　陳醋 10 毫升　豆瓣醬 10 毫升
老薑（切絲）5 錢　老抽、黑胡椒粉、八角、砂糖、油適量

做法
1. 將小雞腿剁花，以老抽、黑胡椒粉醃製三十分鐘。
2. 以中火炒乾小雞腿的多餘水分。待小雞腿多餘水分去除後，放入黃油、醋、白糖、老薑、豆瓣醬，以小火慢炒。
3. 待豆瓣醬煮出香味後加水，分量以剛浸沒小雞腿為準。當醬汁快要煮乾時，加一顆八角多煮一會即可。

湯

桑寄生雞蛋湯

材料　桑寄生 5 錢　熟雞蛋 1 隻　紅棗（去核）10 顆

做法　將熟雞蛋去殼後，加入全部材料以清水煲一小時。最後用鹽調味即可。

功效
田雞性涼，味甘。清熱解毒，補虛，利水消腫。

黃酒性溫，味辛、甘。具有補血養顏、活血祛寒、通經活絡、增強體力、補腎、抗衰護心、祛腥膻、解油膩等功效。

薑性溫，味辛。歸肺、胃、脾經。有發汗散寒、溫中止嘔、祛寒痰，解魚、蟹肉蕈毒。現代研究指出，薑有抗過敏、抗腫瘤、抗氧化、降低膽固醇、止嘔的作用。

桑寄生性平，味苦甘。歸肝、腎經。具補肝腎、強筋骨、除風濕、通經絡、益血、安胎功效。治腰膝酸痛、筋骨痿弱、偏枯、腳氣、風寒濕痺、胎漏血崩、產後乳汁不下。

雞蛋，蛋白，性涼，味甘；蛋黃，性平，味甘。歸心、腎經。有滋陰潤燥，養心安神的作用。蛋白清肺利咽，清熱解毒；蛋黃滋陰養血，潤燥熄風，健脾和胃。現代醫學指出雞蛋黃中的卵磷脂（Lecithin）、甘油三脂（Triglyceride）、膽固醇和卵黃素（Vitellogenin），對神經系統和身體發育有很大的作用。卵磷脂被人體消化後，可釋放出膽鹼，膽鹼可改善各個年齡組的記憶力；雞蛋中的蛋白質對肝臟組織損傷有修復作用。蛋黃中的卵磷脂可促進肝細胞的再生。

紅棗性溫，味甘。歸脾、胃經。有益氣補血，健脾和胃，養血安神，緩和藥性的功效。紅棗中含豐富維他命C。紅棗具有促進肝臟合成白蛋白的功能，能護肝。另外，紅棗中的環腺苷酸（cAMP）可擴張血管、增強心肌收縮力、改善心肌營養，有助於保護心臟。

晚餐 Dinner

熱

蒜香煎藕餅

材料

蓮藕 3 両　蒜頭 1 瓣　雞蛋 1 隻　麵粉 3 錢　肉碎 1 両
胡椒粉、鹽、豉油、油適量

做法

1. 先將蓮藕去皮切絲，瀝乾水分；蒜頭切粒。
2. 把蓮藕絲和蒜粒一同放進碗內，加入一隻雞蛋、肉碎、麵粉、胡椒粉、鹽、豉油，以油拌勻成藕糊。
3. 將藕糊分成小餅，用平底鍋以小火慢煎至兩面呈金黃色即可。

湯

鮮海底椰湯

材料

鮮海底椰子 1 個　雪梨 2 個　薑 2 片　瘦肉半斤
南北杏 1 両　蜜棗 3 顆　雞 1 隻　桑椹子 3 錢

做法

1. 先將雪梨和蜜棗去芯；瘦肉切片汆水、雞切件汆水。
2. 把所有材料以大火煲滾，及後以中火再煲兩小時。最後用鹽調味即可。

功效

蓮藕，性寒，味甘。歸心、脾、胃經。有清熱潤肺，涼血行瘀的功效。現代醫理指出蓮藕含有維他命C，類胡蘿蔔素（Carotenoid）、黏液蛋白、卵磷脂（Lecithin），維他命B12，排淨體內毒素，消除肥胖、生理失調、自律神經失調，並使心血管健全；蓮藕和藕粉含有多醣（失水戊醣、葡萄醣、戊醣等），可提高免疫力而抑制癌細胞成長。

雪梨性涼，味甘、微酸。歸肺、胃經。有生津清熱、止咳化痰、潤燥、解酒的功效。現代研究指出，雪梨屬於鹼性食物，能預防感冒和皮膚瘡癤，增強記憶力和思維能力。

杏仁主治袪痰止咳、平喘、潤腸、下氣開痺；杏仁苦溫而潤，宣肺化痰，潤腸通便，適用於風邪、腸燥等實證之患。杏仁分為甜杏仁及苦杏仁兩種。中國南方出產的杏仁屬於甜杏仁（又名南杏仁），具有潤肺、止咳、滑腸等功效，對乾咳無痰、肺虛久咳等症有一定的緩解作用；而北方出產的杏仁則屬於苦杏仁（又名北杏仁），帶苦味，多作藥用，具有潤肺、平喘的功效。

海底椰子具有清燥熱、止咳、滋陰補腎、潤肺養顏、強壯身體機能的功效。可治熱病之後，餘熱未清，虛煩不安，失眠多夢等症。

桑椹子性寒，味甘。歸心、肝、腎經。養血潤燥、補益肝腎。

寒

茼蒿玉子燒

材料

茼蒿3両　香菇5錢　鹽適量
小番茄5顆　雞蛋2隻　炒黑芝麻6錢

做法

1. 茼蒿焓熟，切粒；煎香磨菇，切絲；小番茄洗淨切片。
2. 雞蛋加少許鹽，打勻成蛋漿；把香菇絲、茼蒿粒和小番茄片加入蛋漿，拌勻。
3. 烤模抹上一層薄薄的牛油，然後倒入混入黑芝麻粉的蛋漿。
4. 焗爐先以180度預熱，再用180度焗約二十分鐘，至熟透成形即可。

功效

茼蒿性平，味辛甘。歸脾、胃經，具有調和脾胃，平肝補腎、寬中理氣、利小便、降壓補腦、養心安神等功效，主治心悸怔忡、失眠多夢、痰多咳嗽、夜尿頻繁、腹痛寒疝等症。

番茄性微寒，味甘、酸。歸肝、脾、胃經。有生津止渴的功效。現代醫學指出番茄含蕃茄紅素（Lycopene），能預防前列腺癌；番茄獨特的酸味還可以刺激胃液分泌，促進腸胃蠕動，以助脂肪燃燒，幫助番茄中的食物纖維在人體腸內吸附多餘脂肪，並隨着脂肪和廢棄物一起排泄；番茄所含維他命C、蘆丁（Rutin）、蕃茄紅素及果酸（AHA），可降低血液中的膽固醇，對高血脂症很有益處，可預防動脈粥樣硬化及冠心病。

雞蛋，蛋白，性涼，味甘；蛋黃，性平，味甘。歸心、腎經。有滋陰潤燥，養心安神的作用。蛋白清肺利咽，清熱解毒；蛋黃滋陰養血，潤燥熄風，健脾和胃。現代醫學指出雞蛋黃中的卵磷脂（Lecithin）、甘油三脂（Triglyceride）、膽固醇和卵黃素（Vitellogenin），對神經系統和身體發育有很大的作用。卵磷脂被人體消化後，可釋放出膽鹼，膽鹼可改善各個年齡組的記憶力；雞蛋中的蛋白質對肝臟組織損傷有修復作用。蛋黃中的卵磷脂可促進肝細胞的再生。

黑芝麻性平，味甘。歸肝、腎經。滋補肝腎、生津潤腸、明目通乳。

早餐 Breakfast

熱

玉子燒

材料

椰菜花 2 両　　蘑菇 5 錢　　鹽適量

西蘭花 2 両　　雞蛋 2 隻

做法

1. 椰菜花和西蘭花焓熟，切粒；煎香蘑菇，切絲。
2. 在雞蛋上加少許鹽，打勻成蛋漿；把蘑菇絲、椰菜花粒和西蘭花粒加入蛋漿，拌勻。
3. 在烤模抹上一層薄薄的牛油，倒入蛋漿。
4. 焗爐先以 180 度預熱，再用 180 度焗約二十分鐘，至熟透成形即可。

功效

低熱量的椰菜花，含有能抑制癌細胞生長的蘿蔔硫素（Sulforaphane）、吲（Indole）、異硫氰酸酯（Isothiocyanate），及減少中風和心臟病的大蒜素。椰菜花的膳食纖維有助清潔腸道，增強消化系統。此外，椰菜花含豐富蛋白質、鉀、錳、葉酸、維他命C、K、B和奧米加3（Omega-3）脂肪酸，為天然抗氧化物，有助對抗炎症，幫助排毒。而維他命B中的膽鹼（Choline），是人體必須的營養素，有助大腦發育，加強記憶及學習能力。

西蘭花性平，味甘。歸脾、胃、腎經。有補脾胃，清熱潤肺的功效。現代藥理發現西蘭花具有防癌、抗癌的功效，不但為人體補充足夠的硒（Selenium）和維他命C，同時提供豐富的胡蘿蔔素（Carotene），阻止癌前病變細胞形成，抑制癌腫瘤生長，尤其在防治胃癌、乳腺癌方面效果尤佳；另外西蘭花還有增強機體免疫功能，菜花的維他命C含量極高，不但有利於人的生長發育，更重要的是能提高人體免疫功能，促進肝臟解毒，增強體質，增加抗病能力。

蘑菇性涼，味甘。歸腸、胃、肺經。開胃、理氣、化痰、悅神、解毒、透疹、止吐、止瀉。

寒

三文魚炒飯

材料

白飯 1 人份　紅蘿蔔 1 條　黑胡椒、鹽適量
三文魚 2 両　西蘭花（切小粒）3 両

做法

1. 先把紅蘿蔔、西蘭花洗淨切粒。在平底鍋上加少量油，把三文魚煎香至約五成熟，撈起備用。
2. 利用鍋中餘下的魚油，炒熟紅蘿蔔、西蘭花。加入白飯，將三文魚炒得均勻。最後用黑胡椒和鹽調味即可。

功效

三文魚性味甘平。有補虛勞、健脾胃、暖胃和中、降血壓、防治心血管疾病、增強腦功能、防治認知障礙、防視力減退等功效。可治消瘦、水腫、消化不良等症。

午餐 Lunch

熱

南瓜粥

材料　南瓜 1 両　糙米 2 兩　腰果 5 錢

做法
1. 將南瓜及腰果打爛備用。
2. 米洗淨後加適量清水煮粥。
3. 成粥後加入南瓜腰果茸，稍煮即可。

功效　南瓜性溫，味甘。歸脾、胃經。補中益氣、解毒止痛。
腰果性平，味甘。歸脾、腎經。補腦養血、補腎健脾。

寒

沙薑雞粥

材料

雞胸肉 2 両　芹菜 1 棵　醬油 1.5 大匙　沙薑（切絲）5 錢
雞骨 1 両　米 1-1.5 杯　鹽、胡椒粉、生菜適量

做法

1. 先將雞骨洗淨氽水；雞胸肉切絲。
2. 芹菜去根葉洗淨切末；生菜洗淨；沙薑切絲。
3. 將芹菜和米加入適量水煮粥。
4. 將沙薑及雞絲炒至半熟後，再加入豉油略炒。
5. 把炒好的雞肉和沙薑加入粥裏，煮十五分鐘。
6. 當沙薑雞粥完成前加入生菜，再用胡椒粉和鹽調味即可。

湯

豬腰湯

材料

豬腰 1 個　杜仲 6 錢　核桃 10 粒

做法

1. 將豬腰切片後，加入薑絲炒至半熟。
2. 把全部用料洗淨放入鍋內，加適量清水，大火煮沸後改用小火煲兩小時，用鹽調味即可。

功效

沙薑性溫，味辛。歸胃經。溫中化濕，行氣止痛。
豬腰性平，味甘、鹹。補腎利水，止遺止汗。

熱 荷蘭豆雲耳炒龍躉

材料

龍躉肉 4 両　雲耳 1 個　胡椒粉 2 茶匙
荷蘭豆 6 両　蛋白 5 毫升　鹽、糖、生粉、薑、蒜、蔥及米酒適量

做法

1. 先把雲耳浸泡至軟身後切好；洗淨荷蘭豆，摘去兩邊；薑、蒜、蔥切末。
2. 將鹽、糖、生粉各 3 克和少許胡椒粉一齊拌勻，再平均塗在魚肉上。然後加入蛋白拌勻。
3. 快炒雲耳和荷蘭豆，期間加入 5 毫升米酒和適量水，炒至半熟備用。
4. 爆香薑末、蒜末、蔥末，用中火煎香魚肉至八成熟，表面金黃色。及後加入半熟的雲耳和荷蘭豆，再逐少加入生粉芡炒至全熟。
5. 開蓋焗兩分鐘後，用胡椒粉和鹽調味即可。

湯 牛蒡湯

材料

牛蒡 1 條　甘荀 1 條　蜜棗 2 粒　南北杏各 3 錢
排骨 4 両　薑 3 片　南杏 10 克

做法

1. 排骨洗淨氽水；牛蒡去皮洗淨切段。
2. 將所有材料放入半滿清水裏，先以大火滾十五分鐘；轉小火煲兩小時，用鹽調味即可。

功效

魚肉性平，味甘。歸脾、胃經。有健脾胃，補虛的功效。現代藥理指出魚肉含有豐富的鎂元素，對心血管系統有很好的保護作用，有利於預防高血壓、心肌梗塞等心血管疾病；富含維他命A、鐵、鈣、磷等，常吃魚還可以養肝補血、澤膚養髮健美的功效。

荷蘭豆性平，味甘。具有益中氣、利小便、解瘡毒等功效，能益脾和胃、生津止渴、止瀉痢、解渴通乳、治便秘。荷蘭豆中含有各種人體所需的營養物質，尤其是優質蛋白質，可以提高機體的抗病能力和康復能力。

牛蒡性寒，味辛、苦。歸肺、胃經。具有疏風散熱、解毒消腫、利咽的功效，用於風熱感冒、咳嗽、咽喉腫痛、便秘、風火上擾之頭暈、耳鳴耳聾、目昏。

寒

養生泡飯（二人份）

材料

雞胸肉（去皮）1 両　清酒 2 湯匙　黨參 5 錢　紅棗（去核）5 顆
日式味噌 2 小匙　白飯 1 碗　蔥花、海苔碎、鹽適量

做法

1. 雞胸肉切絲，放在小碟中，用耐高溫的保鮮紙封好。然後把雞胸肉蒸熟，碟內的水切忌不要掉棄。將黨參切小粒；紅棗去核，切小粒。
2. 在鍋子內加入 300 毫升水，連同蒸雞時留下的水、黨參及紅棗在水中浸泡一小時後煲滾，再收慢火煲半小時，加入日式味噌，以小火煲十分鐘，關火時加入清酒和鹽調味。
3. 把雞絲、海苔碎、蔥花鋪在白飯上。最後淋上日式味噌湯即可。

功效

雞肉性溫，味甘。歸脾、胃經。有溫中，益氣，補精的功效。現代藥理指出雞肉含優質蛋白質、脂肪含量少，能增強體力、強壯身體；雞胸肉的維他命B含量最高，能恢復疲勞、保護皮膚，而因為雞胸肉去皮後油分很少，非常適合做這種清淡料理。

黨參性平，味甘。歸肺、脾經。健脾益氣、生津養血。

紅棗性溫，味甘。歸脾、胃經。補中益氣、養血安神。

熱

三文魚蒟蒻麵

材料

三文魚 1 両　日式醬油 1 湯匙　炒白芝麻 3 湯匙
蒟蒻絲 2 両　山葵、蔥花、海苔碎適量

做法

1. 隔水蒸熟三文魚，約八分鐘。
2. 焓熟蒟蒻絲，然後將蒟蒻絲放到冷水中浸泡降溫。
3. 在日式醬油中加入山葵和蔥花，拌成冷麵汁。
4. 把三文魚肉弄碎，拌入蒟蒻麵中即可。

功效

三文魚性味甘平。有補虛勞、健脾胃、暖胃和中、降血壓、防治心血管疾病、增強腦功能、防治認知障礙、防視力減退等功效。可治消瘦、水腫、消化不良等症。

蒟蒻具有活血化瘀、解毒消腫、化痰軟堅，寬腸通便、潔胃、整腸、排毒，補鈣、平衡鹽分的功效。

白芝麻性平，味甘。歸肝、腎、肺、脾經。補肝腎、潤五臟。

寒

蔥爆羊肉

材料 羊肉 3 両　大蔥 1 棵　水、鹽、豉油、油、麻油、白酒適量

做法

1. 大蔥切段；羊肉切片後用麻油、豉油和糖醃味。
2. 在平底鍋抹上一層薄薄的油，先將肉片炒至八成熟。
3. 然後加小量水，以蔥段炒。當大蔥炒至軟身，再加入白酒快炒，即成。

功效

麻油能促進食慾，防衰老、防脫髮、預防貧血、補鈣、預防心腦血管病，保護喉嚨。

蔥頭性溫，味辛。歸肺、胃經。有發汗解表、散寒通陽的功效。至於蔥白，現代研究指出，其有抗菌、祛痰、利尿、壯陽的作用。

羊肉性熱，味甘。歸脾、胃、腎、心經。溫補脾胃、補益肝腎、養血溫經。

午餐 Lunch

熱

墨西哥火雞沙拉卷

材料

凱撒沙拉醬 75 毫升　生菜 1 個　芝士粉適量

墨西哥薄餅 1 塊　火雞肉 3 両

做法

1. 將適量的沙拉醬與生菜、火雞肉混合攪拌，分成兩份。
2. 把材料放在墨西哥薄餅的中間，按個人口味撒上芝士粉。
3. 預留 2.5 厘米餅皮邊以防沙拉溢出，將薄餅沿邊向內折即可。

功效

生菜性涼，味甘。具清熱安神、清肝利膽、養胃的功效。適宜胃病、維他命C缺乏者，肥胖、減肥者，高膽固醇、神經衰弱者、肝膽病患者食用。生菜還含有豐富的微量元素和膳食纖維、維他命，備有鈣、磷、鉀、鈉、鎂及少量的銅、鐵、鋅。

助孕一周膳食

寒

黑米桂圓粥

材料 黑米 2 両　桂圓肉 6 錢　紅糖適量

做法 將黑米洗淨後加適量清水煮粥。當粥煮至八成熟時，加入桂圓肉繼續煮。最後以紅糖調味即可。

湯

固腎湯

材料

芡實 6 錢	淮山 5 錢	陳皮 2 塊	無花果 1 顆
核桃肉 5 錢	太子參 1 両	蠔豉 2 両	

做法 洗淨所有材料，在鍋中加入六碗清水，以大火煮滾後用小火煲約兩小時，最後用鹽調味即可。

功效 黑米性平、味甘，具有滋陰補腎、益氣活血、護肝明目的功效，是補腎的好食材。

桂圓肉可用於肝腎虧虛所致的血虛失眠、心慌等更年期症狀。

芡實健脾止瀉，益腎固精，袪濕止帶。

核桃肉補腎強腰。

淮山補脾養胃，益肺補腎，養陰生津，止瀉固精。

太子參健脾補肺，益氣生津。

陳皮理氣健脾，燥濕化痰。

晚餐 Dinner

熱

香煎鱈魚

材料

鱈魚柳 1 條（半斤）　鰹魚汁 1 大匙　白醋 1 大匙
雞蛋 3 隻　陳醋 2 大匙

魚肉醃料：鹽 1 茶匙、胡椒粉 3 茶匙、米酒 1 大匙、蛋白少許、薑汁 1 大匙、蔥花少許

做法

1. 將鱈魚柳切粒後以醃料拌勻。
2. 把 3 顆雞蛋打勻成蛋液，加入 1 大匙鰹魚醬油提鮮。
3. 把醃好的魚肉汆水，待魚肉浮起來後脫水備用，然後將魚肉和蛋液混在一起。
4. 把蛋液和魚肉以小火下鍋。煮蛋時把底部熟的部分翻上來，讓頂部生的蛋液滑到下面受熱，到快熟時，就可以關火了，最後加上陳醋和白醋，撒上蔥花即可。

湯

蜆肉豆腐湯

材料

蜆 200 克　豆腐 1 塊　薑半塊　蔥、鹽、胡椒粉適量

做法

1. 蜆洗淨；豆腐以鹽水泡三至五分鐘後切粒，薑洗淨後切片；蔥洗淨後切成蔥花待用。
2. 在鍋中放入清水和薑片，待水燒半開後，將蜆放入鍋中。待蜆煮熟後加入豆腐，煮大約一分鐘後以料酒、胡椒粉、鹽調味，加上蔥花即可。

功效

魚肉性平，味甘。歸脾、胃經。有健脾胃，補虛的功效。現代藥理指出魚肉含有豐富的鎂元素，對心血管系統有很好的保護作用，有利於預防高血壓、心肌梗塞等心血管疾病；富含維他命A、鐵、鈣、磷等，常吃魚還可以養肝補血、澤膚養髮健美的功效。

蜆味鹹、性寒。歸胃、肝、膀胱經。具有滋陰潤燥、利尿消腫、軟堅散結、明目、化痰之功效。蜆含有高蛋白、高微量元素、高鐵、高鈣、少脂肪。蜆不僅味道鮮美，而且營養全面，包括：蛋白質、脂肪、碳水化合物、鐵、鈣、磷、碘、維他命、胺基酸（Amino acid）和牛磺酸（Taurine）等，是一種低熱能、高蛋白，能防治中老年人慢性病的理想食品。

寒

養生薄餅卷

材料

麵粉 1 両　　醃黃瓜 5 錢　　牛柳 1 両
雞蛋 2 顆　　醃蘿蔔 5 錢　　陳皮、牛奶、牛油適量

做法

1. 把適量陳皮碎、牛奶和水加進麵粉，攪拌成麵糊。
2. 把雞蛋打好，將一半蛋液加入麵糊。
3. 在平底鍋抹上一層薄薄的牛油，先把蛋煎好備用，再煎牛柳切條備用。之後把麵糊倒入平底鍋，以小火煎。
4. 把醃黃瓜、醃蘿蔔、煎蛋和牛柳條放在薄餅上。捲好薄餅即可。

功效

牛肉性平，味甘。歸脾、胃經。有補脾胃，益氣血，強筋骨的功效。現代藥理認為牛肉中的維他命A和維他命B可以預防貧血，牛肉含有的豐富鐵質可預防缺鐵性貧血；蛋白質、胺基酸（Amino acid）、醣類因容易被人體吸收，最為生長發育時的細胞組織所需要。

陳皮性溫，味苦、辛。歸肺、脾經。具理氣健脾，燥濕化痰的功效。用於胸脘脹滿，食少吐瀉，咳嗽痰多。《本草綱目》記載，脾乃元氣之母，肺乃攝氣之倉，而陳皮是「二經氣分之藥」。

牛奶是古老的天然飲料之一，有「白色血液」之稱，中國有句俗語「金水銀水不如奶水」，牛奶能降低血壓、降低膽固醇、預防齲齒，有助睡眠，抗潰瘍病、抗癌作用。

熱

新式皮蛋瘦肉粥

材料

糙米 1 両　　瘦肉 6 錢　　芫茜、鹽適量
皮蛋 1 顆　　馬齒莧 3 錢

做法

1. 清洗米和馬齒莧；皮蛋破殼後切四至八等份。將以上材料放進鍋中，加清水煮粥。
2. 把瘦肉切絲，用鹽醃。
3. 在步驟 1 煮成粥前十五分鐘加入瘦肉。煮好後，以芫茜鋪在粥面即可。

功效

皮蛋性寒，味辛、澀、甘、鹹。歸胃經。有潤喉、去熱、醒酒、去大腸火等功效。相較鴨蛋，皮蛋含有更多礦物質，但脂肪和總熱量卻稍有下降。由蛋白質分解的氨（Ammonia）和硫化氫（Hydrogen Sulfide）使皮蛋有獨特風味，能刺激消化器官，增進食慾，使營養易於消化吸收，並有中和胃酸、清涼、降壓的作用。

馬齒莧性寒，味酸。歸肝、大腸經。有清熱解毒，涼血止血功效。由於含有多種維他命和鉀鹽，既可入藥，長食又可增強體質，延長壽命，因此馬齒莧被《本草綱目》稱之為「長命草」。

寒

牛肉壽喜燒

材料

牛肉 3 両　洋蔥 1/4 個　燒醬汁 150 毫升　油、蔥適量
金針菇 2 両　板豆腐 1/4 盒　白飯 1 碗

做法

1. 先將牛肉切片；洋蔥切片；蔥切段。
2. 板豆腐用紙巾吸乾水分，切成細小方形，用平底鍋不加油煎至兩面都呈現金黃色。
3. 在平底鍋抹上一層薄薄的牛油，略炒洋蔥和蔥白，然後取出。以大火快煎牛肉片至五成熟。
4. 把其他材料一同放進鍋內，再以醬汁煮滾即可。

功效

金針菇性寒，味甘、鹹。歸肝、胃經。有補肝腎，益腸胃，增智，抗癌的功效。可以用來治療肝病、腸胃炎症、潰瘍和腫瘤等症。金針菇中鋅含量較高，對預防男性前列腺疾病較有幫助。而且金針菇還是高鉀低鈉食品，可防治高血壓，對老年人也有益。

牛肉性平，味甘。歸脾、胃經。有補脾胃，益氣血，強筋骨的功效。現代藥理認為牛肉中的維他命A和維他命B可以預防貧血，牛肉含有的豐富鐵質可預防缺鐵性貧血；蛋白質、胺基酸（Amino acid）、醣類因容易被人體吸收，最為生長發育時的細胞組織所需要。

豆腐性涼，味甘。歸脾、胃、大腸經。有益氣寬中，生津潤燥，清熱解毒的功效。現代醫學亦指豆腐中含有豐富的鈣，對齒、骨骼的生長發育有益，而且豆腐不含膽固醇，為高血壓、高血脂、高膽固醇及動脈硬化、冠心病患者的藥膳佳餚；豆腐含有豐富的植物雌激素，對防治骨質疏鬆症有良好的功效；豆腐中所含的固醇、豆固醇（Stigmasterol），均有抑癌的功效。

洋蔥性溫，味辛。歸肺、大腸、胃經。有祛風發汗，降血壓、降血脂、降血糖，抗癌的功效。現代研究指出，洋蔥能溶解血栓，抑制高脂肪飲食而引起的血膽固醇升高，有助於改善動脈粥樣硬化。另外，洋蔥含有前列腺素A，能降低外周血管阻力、血液黏稠度，使血壓下降。洋蔥中的硒（Selenium）含量較多，能刺激人體的免疫反應，是環腺苷酸（cAMP）增加，抑制癌細胞的分裂和生長，產生抗癌作用。洋蔥中的半胱氨酸（Cysteine）能抗衰老。洋蔥富含鈣質，能預防中老年人骨質疏鬆症。

午餐 Lunch

熱

雜錦蛋炒飯

材料

白飯 1 人份　雞蛋 1 隻　青椒半個　豆腐乾 2 塊
叉燒 2 両　紅蘿蔔半條　粟米粒、蔥花、鹽、胡椒粉適量

做法

1. 將新鮮煮好的白飯放涼降溫。
2. 紅蘿蔔、青椒洗淨，切粒；叉燒、豆腐乾切粒。
3. 把雞蛋打成蛋液，倒入白飯，攪拌均勻。
4. 在平底鍋抹上一層薄薄的油，以中火燒紅後，倒入蛋液飯，然後不斷地翻炒，直至米粒散開（最好炒至米粒金黃色）。
5. 加入叉燒、紅蘿蔔、青椒、豆腐乾和粟米粒，繼續翻炒至均勻。最後用鹽和胡椒粉調味。上碟撒上蔥花即可。

功效

豆腐性涼，味甘。歸脾、胃、大腸經。有益氣寬中，生津潤燥，清熱解毒的功效。現代醫學亦指豆腐中含有豐富的鈣，對齒、骨骼的生長發育有益，而且豆腐不含膽固醇，為高血壓、高血脂、高膽固醇及動脈硬化、冠心病患者的藥膳佳餚；豆腐含有豐富的植物雌激素，對防治骨質疏鬆症有良好的功效；豆腐中所含的固醇、豆固醇（Stigmasterol），均有抑癌的功效。

雞蛋，蛋白，性涼，味甘；蛋黃，性平，味甘。歸心、腎經。有滋陰潤燥，養心安神的作用。蛋白清肺利咽，清熱解毒；蛋黃滋陰養血，潤燥熄風，健脾和胃。現代醫學指出雞蛋黃中的卵磷脂（Lecithin）、甘油三脂（Triglyceride）、膽固醇和卵黃素（Vitellogenin），對神經系統和身體發育有很大的作用。卵磷脂被人體消化後，可釋放出膽鹼，膽鹼可改善各個年齡組的記憶力；雞蛋中的蛋白質對肝臟組織損傷有修復作用。蛋黃中的卵磷脂可促進肝細胞的再生。

寒

麻油雞炒飯

材料

白飯 1 碗　椰菜 1 小塊　麻油 1.5 大匙　鹽少許
雞腿肉 4-5 條　薑 1 小塊　米酒 1 大匙

做法

1. 雞腿肉切絲；薑切碎；椰菜洗淨切絲。
2. 以小火熱鍋，先倒入麻油，再加入雞腿肉，炒到變色時，加入椰菜翻炒至半熟。
3. 最後加入白飯快炒，用鹽調味即成。

湯

淮山杞子草菇紅棗雞湯

材料

乾淮山 5 錢　紅棗 4 顆　雞肉 6 両　桑寄生 6 錢
枸杞子 3 錢　薑 2 片　草菇數粒　菟絲子 3 錢

做法

1. 先將雞肉洗淨汆水；草菇對半切開；乾淮山浸水半小時。
2. 將所有材料連同水，以大火煲滾後改以小火煲兩小時，最後以鹽調味即可。

功效

雞肉，性溫，味甘。歸脾、胃經。有溫中，益氣，補精的功效。現代藥理指出雞肉含優質蛋白質、脂肪含量少，能增強體力、強壯身體；雞腿肉則富含鐵質，可改善缺鐵性貧血。

椰菜性平，味甘。歸脾、胃經。能提高人體免疫力，預防感冒。椰菜亦是著名的抗癌蔬菜，而多吃椰菜可增進食慾，促進消化，預防便秘。椰菜也是糖尿病和肥胖患者的理想食物。

麻油能促進食慾，防衰老、防脫髮、預防貧血、補鈣、預防心腦血管病，保護喉嚨。

淮山性平，味甘。歸肺、脾、腎經。有健脾胃，補肺氣，益腎精的功效。現代藥理指出，淮山的重要成分之一多巴胺（Dopamine），具有擴張血管、改善血液循環的作用。淮山還具有提升免疫力，改善消化功能、降血糖、降血脂、延緩衰老、抗腫瘤、腎臟再生和調節酸鹼平衡等作用。

菟絲子性溫，味甘。歸肝、腎、脾經。補腎固精、養肝明目、止瀉安胎。

桑寄生性平，味苦、甘。歸肝、腎經。祛風濕、益肝腎、強筋骨、安胎。

熱

豆芽炒鱔絲

材料 豆芽 1 両　黃鱔 2 両　三色甜椒、薑、鹽、生粉適量

做法

1. 黃鱔洗淨氽水，然後切絲；三色甜椒去籽後切絲；薑連皮切絲。
2. 將豆芽、三色甜椒絲焓至半熟。
3. 在平底鍋抹上一層薄薄的油，先爆香薑絲。再加入鱔絲、三色甜椒絲和豆芽，快炒至全熟。最後用鹽和胡椒粉調味。

湯

蘿蔔湯

材料 白蘿蔔 2 両　雞骨 80 克　鹽、胡椒粉少許
紅蘿蔔 1 両　薑 2 片

做法

1. 將白蘿蔔、紅蘿蔔去皮切塊備用；雞骨氽水。
2. 把所有材料加水，以大火煲滾後改小火再煲一小時。最後用鹽和胡椒粉調味即可。

功效

豆芽性寒，味甘。歸胃、大腸經。有利濕熱，通便秘的功效。現代研究指出，豆芽中富含磷、鋅等無機鹽，維他命B12、維他命C。豆芽中的葉綠素能阻止直腸癌和其他癌變的發生。黃豆芽中的硝基磷酸酶，能緩解癲癇病。

黃鱔性溫、味甘。歸肝、脾、腎三經。有補虛勞、強筋骨、祛風濕功效。中醫認為黃鱔有補氣養血、溫陽健脾、滋補肝腎、祛風通絡等保健功能。而黃鱔的肉、血、頭、皮均有一定的藥用價值，據《本草綱目》記載，黃鱔有補血、補氣、消炎、消毒、除風濕等功效。常吃黃鱔有很強的補益功能，特別對身體虛弱、病後以及產後人士更為明顯。

紅蘿蔔富含糖類、脂肪、揮發油、胡蘿蔔素（Carotene）、維他命A、維他命B1、維他命B2、花青素（Anthocyanidin）、鈣、鐵等營養成分。紅蘿蔔不僅營養豐富，而且紅蘿蔔汁還可以祛斑美白。

白蘿蔔性涼，味甘、辛。歸肺、胃、肺、大腸經。具有清熱生津、涼血止血、下氣寬中、消食化滯、開胃健脾、順氣化痰的功效。中醫有云：「白蘿蔔利五臟、令人白淨肌肉」。這是因為白蘿蔔含有豐富的維他命C。維他命C為抗氧化劑，能抑制黑色素合成，阻止脂肪氧化，防止脂褐素（Lipofuscin）沉積，因此，常食白蘿蔔可使皮膚白淨細膩。「冬吃蘿蔔夏吃薑，一年四季保健康」，蘿蔔很早就被中國人認為是重要的保健食品，所以蘿蔔在民間有「小人參」之稱。古代醫學家李時珍在《本草綱目》中提到：蘿蔔能「大下氣、消谷和中、去邪熱氣」，更稱之為「蔬中最有利者」，並主張每餐都要吃。

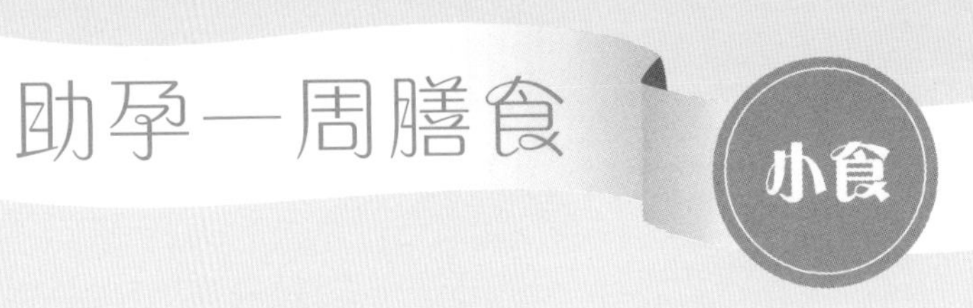

種類	寒底體質	熱底體質
高鈣類	芝士	豆腐花
含多種維他命	甘筍條	青瓜
含多種礦物質	提子乾	杏脯
高纖	麥皮	紫菜
含豐富澱粉質	炒栗子	蒸蕃薯
含豐富蛋白質	開心果	花生
含鐵	紅棗	枸杞子
中式糕點	紅豆糕	馬蹄糕
含葉酸	核桃	腰果

DIY 小食

寒

番茄蛋（一人分量）

材料　雞蛋 1 隻　番茄、番茄醬、迷迭香少許

做法
1. 先烚蛋，然後把蛋切開 1/3，挖出蛋黃；切碎番茄。
2. 蛋黃、番茄粒和番茄醬拌勻。
3. 番茄蛋黃釀入雞蛋中的蛋黃位置。
4. 表面加上迷迭香即可。

熱

吞拿魚番茄杯（一人分量）

材料
番茄 1 個　粟米粒 5 錢　低脂乳酪 10 毫升
西芹 3 錢　吞拿魚 1 両　鹽、胡椒粉少許

做法
1. 西芹洗淨切粒；番茄洗淨，切去頂部並把中間挖出。
2. 將吞拿魚、西芹粒、粟米粒、低脂乳酪、胡椒粉及鹽拌好。
3. 把材料釀入番茄內，冷凍即成。

後記

開始決定撰寫這本書是我懷着子龍第十二周的時候。那時想如果在懷孕期間能夠完成這本書那真的是很有意義的事。

如序中所說，可能是在懷孕前九個月的認真調養，我在懷孕期間一直很精神，而且健步如飛。因為這樣，我讓自己工作到第三十九周，只留了一周給自己準備子龍的來臨。子龍最後在第四十周，預產期當日出世。他與我並肩作戰了足足四十周，感謝我親愛的兒子。媽媽讓你辛苦了，對不起。

最後結果是我到現在（子龍一歲四個月）才能完成這本書。

經過分娩的平生最痛三十六小時，我感覺到天下母親的偉大，也更尊敬生命，因為生育真的很不容易。

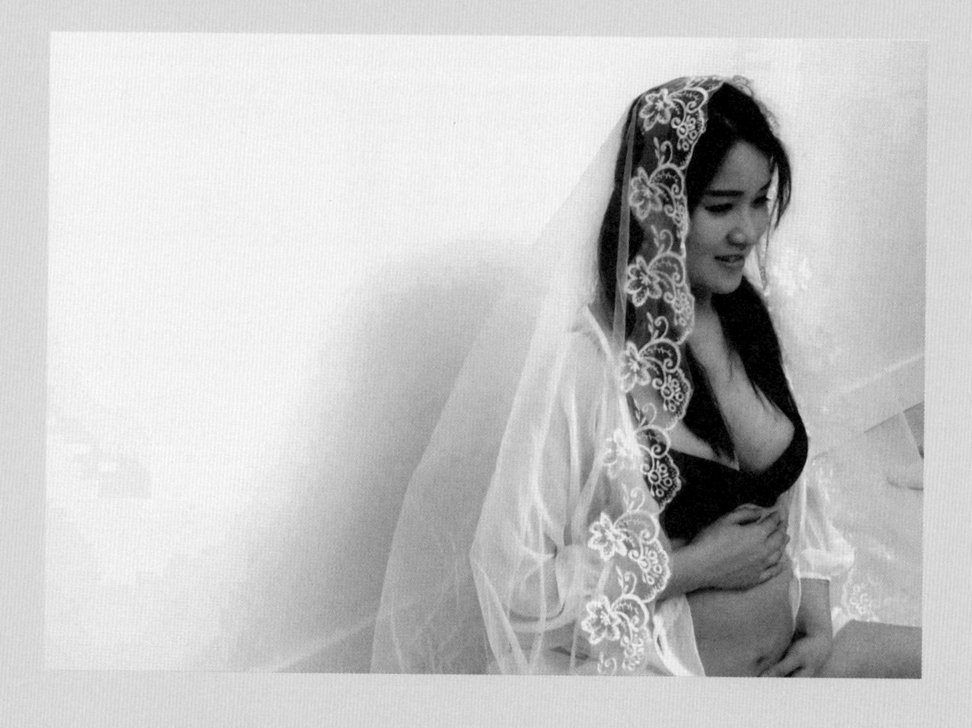

每次子龍發燒的時候，都令我深刻體會及感受到何謂醫者父母心，讓我更明白何謂「仁心、仁術」。

工作與家庭是女人兩大需要平衡的任務，因此健康的體魄、平和的心態及良好的精神狀況是姐妹們必須保持的狀態。子宮逆齡重在養生，更重在養心。希望這本書能給大家啟發，與大家一起共勉！

楊明霞醫師

子宮逆齡的秘訣

讓女性遠離常見婦科病

作者　楊明霞醫師
責任編輯　周詩韵　陳珈悠
協力　葉嘉裕
美術設計　簡雋盈
出版　明窗出版社
發行　明報出版社有限公司
香港柴灣嘉業街 18 號
明報工業中心 A 座 15 樓
電話　2595 3215
傳真　2898 2646
網址　http://books.mingpao.com/
電子郵箱　mpp@mingpao.com
版次　二〇二〇年六月初版
ISBN　978-988-8526-25-3
承印　美雅印刷製本有限公司